DE L'INDECENCE

AUX HOMMES

D'ACCOUCHER LES FEMMES,

ET

DE L'OBLIGATION

AUX FEMMES

DE NOURRIR LEURS ENFANS.

DE L'INDECENCE

AUX HOMMES

D'ACCOUCHER LES FEMMES,

ET

DE L'OBLIGATION

AUX FEMMES

DE NOURRIR LEURS ENFANS.

Pour montrer par des raisons de Physique, de Morale, & de Medecine, que les meres n'exposeroient ni leurs vies ni celles de leurs enfans, en se passant ordinairement d'Accoucheurs & de Nourrices.

De l'Imprimerie de S. A.

A TREVOUX,

Et se vend à Paris.

Chez Jacques Etienne Libraire Ruë Saint Jaques, au coin de la ruë de la Parcheminerie, à l'Olivier.

Avec Privilege & Approbation 1708.

PREFACE.

QUELQUES Dames chrétiennes pour ne se point laisser séduire à l'usage presqu'établi aujourd'hui de se faire accoucher par des hommes, ont demandé à s'instruire sur cette coutume qui blessoit leur pudeur, & offençoit leur pieté. Elles ont proposé leurs doutes aux personnes qui les conduisent : & c'est pour soulager les consciences des unes, & regler les sentimens des autres, qu'on a entrepris ce petit Ouvrage.

On se propose d'y examiner d'abord, s'il fût jamais, ou s'il s'est fait depuis une pro-

PREFACE.

feſſion d'Accoucheur. On creuſe cette matiere en faiſant voir par l'antiquité la plus reculée, que le paganiſme, tout vicieux qu'il fût, n'autoriſa jamais un art qui repugne à la nature même. On montre enſuite, que les Hebreux (ce peuple choiſi de Dieu) étoient dans l'uſage de ſe ſervir d'Accoucheuſes : uſage d'ailleurs auquel toutes les nations qui ſont venües après ſe ſont conformées.

Pour ne rien omettre dans un ſujet ſi important, on eſſaye encore de prouver, que l'Ecriture & les Peres n'ont rien établi qui excuſe la pratique d'aujourd'hui ; que les Princes ne l'ont point confirmée par leurs Edits, que les Magiſtrats ne l'ont point reconnüe, qu'il ne s'eſt enfin jamais formé de Corps, ni de Communauté d'Accoucheurs, comme on en voit de toutes les profeſſions que la Religion permet, & que l'utilité publique autoriſe. On examine les raiſons de convenance qui pourroient rendre aujourd'hui tolerable une profeſſion, dont les Anciens n'auroient pas aſſez bien connu la neceſſité : on écoute là-deſſus tout ce que les Accoucheurs alleguent de plus ſpecieux, & on y répond.

Tout ceci va à conclurre que l'art d'accoucher appartient uniquement aux femmes, & que la profeſſion d'Accoucheuſe eſt auſſi ancienne que le monde, puiſque la plus ſainte des anciennes

PREFACE.

Religions, on veut dire celle des Juifs, en a donné l'exemple ; que tous les siecles suivans l'ont adoptée ; que la Religion chrétienne l'a reçûë ; que les Princes enfin & les Magistrats l'ont confirmée par leurs Edits & par leurs Reglemens.

On répond cependant à tout ce qu'on dit contre les femmes sur ce sujet, touchant leur peu de capacité, leur ignorance naturelle, leur peu de genie pour les Sciences, & sur ce qu'on leur reproche que c'est des hommes qu'elles tiennent le peu qu'elles sçavent sur les accouchemens.

L'on tire enfin cette consequence, qu'on peut se passer d'Accoucheurs, & que les femmes seules suffisent pour

PREFACE.

une profession qui leur appartient de droit, qui n'est point au-dessus de leur portée, que l'interêt seul leur a enlevée, & dont l'injustice des hommes les prive encore aujourd'hui.

Les Accoucheurs peut-être ne s'attendoient pas à une conclusion si accablante pour eux: ils la trouveront dure, ruineuse, peut-être injuste : car de quoi n'est point capable le ressentiment de se voir déchû d'une profession qui accreditoit dans le monde, dont elle auroit pû avec le tems s'assujettir ou captiver la plus belle moitié ?

Mais pour peu qu'ils puissent oublier leur interêt, pour écouter celui de la Religion, & se soumettre aux regles de la raison, de la mo-

PREFACE.

deftie , & de la bienféance, ils conviendront que ce n'eft pas la paffion qui les attaque, mais un confeil qu'on leur donne d'abandonner une profeffion que la feule neceffité peut excufer en eux , & dont il ne leur peut être permis de fe faire un métier. Que s'ils alleguent la prefcription en leur faveur ; qu'ils fe fouviennent qu'on n'en reconnoit pas dans l'Eglife , & qu'une poffeffion eft toûjours injufte, quand elle ne s'accorde pas avec la pieté. On a d'ailleurs reclamé de tems en tems contre cet ufage abufif , de permettre les accouchemens les plus ordinaires aux hommes : car fans parler de la loi naturelle qui y repugne, fans rapporter les plaintes journalie-

PREFACE.

res que de sages Directeurs
font contre cet abus ; d'habiles Medecins s'y sont oppo-
sez , & la verité que leurs
écrits défendent n'en est ni
moins respectable, ni moins
puissante pour avoir été ne-
gligée.

On fera remarquer dans
son lieu, que les Medecins anciens & modernes n'ont jamais employé que des Sages-
femmes : mais on ne peut dif-
ferer plus long-tems de rapporter ici la plainte qu'un habile Medecin * de la Faculté
de Paris forme contre les Dames Françoises, qui se livrent
avec trop de facilité aux yeux
& aux mains des Accou-
cheurs. Un autre écrit digne
d'un habile Medecin & d'un

* *Mr. Thuillier dans ses observ. p. 24.*

á v

PREFACE.

Sçavant Théologien, (mais dont l'Auteur s'est caché) entre dans un plus grand détail, & prouve l'horreur que la Religion inspire contre la profession d'Accoucheur, dont il fait voir l'inutilité & le danger. Le hazard qui a fait recouvrer ce petit Ouvrage dans le tems qu'on travailloit à celui-ci, n'a pas peu servi à le faire continuer & à le finir. On a été ravi de s'y voir heureusement prévenu dans plusieurs des faits & des raisons qu'on avoit déja ramassées ; & le zele de charité qui regne dans tout cet Ouvrage n'a pas peu animé l'Auteur de celui-ci.

On avoit cependant pensé d'abord qu'il auroit suffi de faire réimprimer cette *Dis-*

sertation sur les accouchemens,
(car c'est le titre qu'on lui a
donné) sans rien écrire de
nouveau là-dessus. Mais on a
été conseillé d'achever ce
qu'on avoit commencé , par
ce que le progrès qu'avoit
fait depuis dans le monde la
profession d'Accoucheur de-
mandoit de nouvelles re-
flexions : outre qu'on avoit
quelques faits à ajoûter , qui
étoient échappez à l'exactitude de l'Auteur anonyme.
Après cela on laisse aux meres
chrétiennes à reflechir sur
les obligations où elles feront
dorenavant. Si ce qu'on dit
ici n'est fondé que sur les
principes de la Medecine , &
de la Religion , & si par consequent ce qu'on demande de
leur pudeur ne peut interesser

PREFACE.

ni leurs santez, ni leurs vies;
sagement inspirées elles se
remettront sans doute en regle: elles édifieront le Monde
chrétien, & rendront aux personnes de leur sexe la justice & l'ancienne confiance
qu'elles leur doivent, & dont
elles ne les trouveront point
indignes.

Les Accoucheurs eux mê-
mes n'offriront plus aux femmes que des secours necessaires & indispensables : car
la Providence recompensant
la pieté des meres, facilitera
la naissance de leurs enfans,
& affranchira leur sexe, du
moins en ce point, de la dépendance des hommes.

TABLE

Des Chapitres contenus dans ce Livre.

PREMIER TRAITÉ,

De l'Indecence aux hommes d'accoucher les femmes.

CHAP. I. Que la profession d'Accoucheur étoit inconnuë dans l'antiquité, & qu'elle est encore aujourd'hui nouvelle, sans titres & sans autorité. Page 1

CHAP. II. Que toutes les nations, à commencer par le peuple Hebreu, se sont servies de Sages-femmes, dont la profession est aussi ancienne que le Monde, & autorisée par les Loix. p. 10

CHAP. III. Faits & histoires qui prouvent qu'il a été inoüi dans tous les tems, que les femmes se soient servies d'hommes dans leur couches, ou en cas semblables. p. 18

CHAP. IV. Que les maximes de la Religion Chrétienne sont contraires à la profession d'Accoucheur. p. 32

CHAP. V. Que la profession d'Accoucheur est rarement necessaire. p. 46

TABLE.

CHAP. VI. *Que la coutume de se servir d'Accoucheurs est moins un usage à recevoir, qu'une entreprise à réprimer.* page 55

CHAP. VII. *Que les femmes sont aussi capables de pratiquer les accouchemens que les hommes.* p. 65

CHAP. VIII. *Où l'on répond au reste des objections qu'on fait contre les Sages-femmes.* p. 75

SECOND TRAITÉ.

De l'obligation aux femmes de nourrir leurs enfans.

CHAP. I. *Que l'obligation aux meres de nourrir leurs enfans est de droit naturel.* p. 1

CHAP. II. *Que ce que la Nature fait après la naissance de l'enfant, ne marque pas moins aux meres l'obligation de les nourrir.* p. 11

CHAP. III. *Si l'on s'est toûjours servi de Nourrices.* p. 26

CHAP. IV. *Que la mention de Nourrices que l'on trouve dans les anciens livres ne préjudicie point aux maximes qu'on vient d'établir, & ne diminuë en rien*

TABLE.

l'obligation indispensable des merés. page 50

CHAP. V. Des dangers qu'on fait courre aux enfans qu'on met en nourrice. page 62

CHAP. VI. Des dangers que courent les meres qui ne nourrissent pas. p. 76

CHAP. VII. Que les familles & les Etats souffrent de ce que les meres ne nourrissent pas leurs enfaus. p. 87

CHAP. VIII. Faux prétextes des meres qui se dispensent de nourrir. p. 104

CHAP. IX. Des raisons qui dispensent les meres de nourrir. p. 115

CHAP. X. Des précautions que doit apporter une mere qui est obligée de prendre une Nourrice étrangere. p. 124

CHAP. XI. Des Sevreuses. p. 132

Fin de la Table.

*Approbations de Mr. Bosquillon de l'Acade-
mie Royale de Soissons & Licentié en Droit
de la Faculté de Paris, & de Mr. Geoffroy
Medecin de la Faculté de Paris, de l'A-
cademie Royale des Sciences & de la So-
cieté Royale de Londres.*

Nous avons lû, par ordre de S. A. S.
Monseigneur le Prince Souverain de
Dombes, un Manuscrit intitulé : *De l'in-
décence aux hommes d'accoucher les femmes, & de l'obligation aux femmes de
nourrir leurs enfans.* Nous n'y avons rien
trouvé qui en doive empêcher l'impression.
Tout y marque l'extrême sagesse & la pro-
fonde érudition de son Auteur. A Paris le
vingtiéme jour de Septembre 1707.

BOSQUILLON.

GEOFFROY.

DE

DE L'INDECENCE
AUX HOMMES
D'accoucher les Femmes.

CHAPITRE PREMIER.

Que la profession d'Accoucheur étoit in-connüe dans l'antiquité, & qu'elle est encore aujourd'hui nouvelle, sans ti-tres & sans autorité.

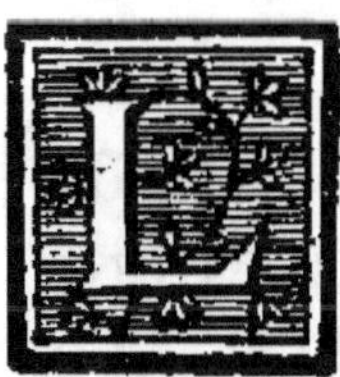

A preuve la plus naturelle que dans les premiers sie-cles du monde, on ne con-noissoit point d'Accou-cheur, c'est qu'il n'est point de mot dans les langues meres ou originales, pour signifier cette profession dans un homme, au lieu que celui qui

A

signifie une Accoucheuse se trouve dans toutes les langues. Le mot d'Accoucheur paroit même de très-fraîche date dans les endroits, comme en France, où cette profession est plus connuë : car il ne s'en trouve aucune mention dans les Auteurs François, à moins que ces Auteurs ne soient plus nouveaux encore que le mot d'Accoucheur, qui pourroit à peine compter un siecle d'origine.

Mais une autre preuve qu'il n'a pû y avoir d'Accoucheur dans l'antiquité, c'est que cette profession repugne à la nature même, puisqu'elle est contraire à la pudeur qui est naturelle aux femmes, [a] *In feminis ceteras virtutes pudor superat.* Or les Anciens moins éloignez que nous de cette simplicité naturelle établie dans le monde par le Createur même, poussoient jusqu'au scrupule la retenüe [b] avec laquelle ils vouloient qu'on parlât des choses qui auroient pû salir l'imagination. Les Hebreux par exemple avoient honte de proferer le mot d'*urine* ; ils disoient

[a] *Hyeron. epist. ad Celant.* [b] *Vid. Aul. Gell. p. 219.*

ª *l'eau des pieds &c.* Comment donc auroient-ils pû autorifer une profeſſion, qui auroit eu à employer plus que des paroles ſur ces ſortes de matieres? On ne manquera pas de dire, qu'on ne doit pas croire contraire à la pudeur ce qu'il eſt permis de faire : mais que de choſes permiſes qu'on ne ſe permettroit pourtant jamais ſans la neceſſité? Le Mariage, par exemple, ne ſeroit qu'un honteux commerce, ſi la neceſſité de peupler le monde n'en excuſoit l'uſage : encore ne ſe l'accorde-t'on cet uſage qu'à la dérobée & dans le ſecret, comme pour diſſimuler à la pudeur ce que la neceſſité ordonne, ᵇ *Vbi ad hoc opus venitur, ſecreta quæruntur, arbitri removentur.* Sur ce même principe la tolerance pour la profeſſion d'Accoucheur deviendra moins une permiſſion qu'une licence, hors les cas de neceſſité : car enfin la faute en ce point n'eſt point de faire une choſe criminelle ; mais de ſe permettre ſans beſoin une cho-

---

a Mr. Fleury, Mœurs des Iſraëlites. b *Auguſt. de grat. & peccat. orig. l.* 11. *c.* 37.

se honteuse ou messéante ; [a] *Quæ sunt inhonesta, non quasi illicita, sed quasi pudenda vitare oportet.* Quoi qu'on veüille donc croire, qu'on garderoit dans cette profession toutes les mesures & tous les égards possibles, pour ne se rien accorder contre la modestie , & pour se préserver contre la médisance ; on ne laisseroit pas de pecher contre la pudeur, si on l'exerçoit sans necessité. Cependant est-on toûjours maître de son esprit & de son cœur , dans une occasion si propre à séduire l'un & l'autre, & à laquelle on s'expose sans necessité ? & quand bien même on pourroit répondre de soi, peut-on s'assurer de l'imagination des autres, qui ne penseront pas toûjours comme l'Accoucheur ? Il faut donc convenir que le danger est du moins très-proche, [b] *Nemo diù tutus est periculo proximus :* car souvent, tandis qu'on s'étudie à sauver les dehors de l'honnêteté par ses paroles & par ses manieres , on s'échappe à soi-même, & on se laisse veritablement

[a] *Plin. epist. p.* 181. [b] *S. Cyprian. epist. p.* 174.

aller à des chofes peu honnêtes,
[a] *honeftè dicuntur, fed inhoneftè tur-*
piterque creduntur.

Comme donc dans ces occafions
la bouche n'eft pas toûjours le fidel-
le interprete du cœur, il n'eft pas
rare alors que le fentiment démen-
te l'expreffion. Ainfi quoi qu'on en
puiffe dire, la fonction d'accoucher
eft conftamment mefféante à un
homme ; embarraffante, pour ne
rien dire de plus, pour une femme ;
& dangereufe pour tous les deux.

Les Anciens n'ont donc jamais
fongé à commettre ce foin à des
hommes ; eux fur-tout qui étoient fi
foigneux de préferver leurs imagina-
tions, & de les prévenir contre tout
ce qui paroiffoit immodefte. [b] *Perfæ*
à pueris nudos confpici viros, nec fas
nec jus effe dicebant. [c] *Perfarum pueri*
tanti pudoris fuére, ut pro lege ferva-
rent, ne in publico aut fpuerent aut
nafum emungerent. Dans cette vûë
ils ne fouffroient pas que les fexes
differens fe trouvaffent aux bains [d],
s'ils n'étoient exactement féparez.

[a] *Lactant. p. 47.* [b] *Alexand. lib. 1. cap. 15.*
[c] *Xenophon.* [d] *Plutarch. in Caton. & Cicer.*

Qui croiroit après cela , qu'ils euſ-
ſent pû approuver cette liberté toûjours dangereuſe avec laquelle un Accoucheur voit & touche une femme?
* *Perverſa familiaritas eſt & falſa ſe-*
curitas. Il eſt plus naturel de croire
qu'ils auront choiſi, pour aider leurs
femmes dans leurs couches, les ſecours qui ſe preſentent naturellement, c'eſt à dire ceux d'autres femmes , en qui elles auront dû prendre
plus de confiance.

    En effet tandis que dans aucun
des anciens tems il n'eſt parlé nulle
part d'hommes-Accoucheurs, on y
trouve dans tous les ſiecles même
les plus obſcurs, des femmes qui ac-
couchoient , comme on le fera voir
dans la ſuite.

    La conduite des Medecins de tous
les ſiecles prouve encore ce qu'on
vient d'établir. S'ils avoient beſoin
de quelque inſtruction ſur l'état des
femmes malades qu'ils traitoient,
c'étoient des Sages-femmes, non des
hommes qu'ils chargeoient de ce
ſoin. Auſſi une Sage-femme paſſoit-
elle pour l'œil du Medecin ; parce

* *Div. Auguſt Serm. de tempora.*

que c'étoit par son ministere, qu'il s'assuroit de ce qu'il ne lui seyoit, ni à un autre homme d'examiner par lui même.

C'étoit encore aux Sages-femmes qu'on s'addressoit [a] dans les premiers tems de l'Eglise, pour s'assûrer de la fidelité que les Vierges Chrétiennes avoient voüée à leur état de continence. Mais si les Peres trouvoient à redire dès lors, que des Chrétiennes se trouvassent ainsi exposées à la discretion de leurs semblables ; s'ils trouvoient dans cette pratique quelque chose de honteux & d'infamant, [b] *Turpe negotium, quandoquidem inter obstetricum manus virginitas occiditur;* de quel crime n'auroient-ils pas taxé l'entreprise des hommes d'aujourd'hui, qui en pareils cas ne rougissent pas d'ôter cet emploi aux Sages-femmes ?

Leur entreprise est cependant fort opposée à l'intention des anciens Jurisconsultes, qui ordonnent ces sortes d'examens aux Sages-femmes, & jamais aux Chirurgiens :

[a] *S. Cyprian. Epist. p. 174.* [b] *S. Cyprian. epist. p. 174. in not.*

preuve certaine qu'on ne les recon-
noiffoit pas dans l'Antiquité comme
Accoucheurs, & qu'ils n'exerçoient
pas les fonctions des Sages-femmes.

La profeffion d'Accoucheur eft
donc de fraîche date : car outre
qu'on n'en voit gueres de traces
que vers le milieu du dernier fiecle [a],
le peu de progrés qu'elle a fait dans
les pays voifins de la France , où elle
à pris naiffance, fait voir qu'elle ne
fait prefque que de naître. Auffi les
provinces un peu éloignées de Paris
trouvent encore aujourd'hui cette
coutume fort étrange. Et à juger des
fonctions qu'un celebre Auteur [b]
d'Allemagne fait exercer aux Sages-
femmes dans les matieres conten-
tieufes qui regardent la fageffe ou les
maladies des femmes, on ne connoit
gueres d'Accoucheur dans ce vafte
pays, où les Juges & les Medecins ne
s'en rapportent qu'aux témoignages
des Sages-femmes. L'autorité des
Accoucheurs ne paroitroit gueres
mieux établie en France ; puifque
les Edits des Rois & les Arrêts des

a *Bayle Dict.* b *Valentin. Pandect. Medic.
legal. sparsim.*

Parlemens ne leur ont donné ni sta-
tuts , ni privileges , ni reglemens ;
qu'ils ne leur ont accordé enfin ni
immunité ni prérogatives. C'eſt
donc une prétenduë profeſſion , qui
ſe trouve en proye au premier oc-
cupant , & à qui il prendra en gré
de s'ériger en maître Accoucheur.
Trop heureux le public , ſi par cette
licence il ne ſe trouve pas ſouvent
expoſé à reconnoître pour Accoucheur celebre , celui même que la
fortune venoit de negliger !

Le métier d'Accoucheur n'appartient donc pas aux hommes : ce n'eſt
en eux qu'une uſurpation , ou une
entrepriſe temeraire fondée ſur la ti-
midité des femmes , qui ont crû par
cette indigne ſoumiſſion aſſurer leurs
vies , & ſur la credulité des maris ,
qui par cette dangereuſe complai-
ſance ont crû plus ſûrement conſerver leurs femmes. Mais on verra
dans la ſuite que c'eſt abuſer de la
confiance des uns & des autres , en
montrant que le ſecours d'un Accoucheur eſt rarement neceſſaire ,
& que cette profeſſion eſt intruſe
dans le monde ſans titre, & de nou-

A v

velle invention ; dont on s'eſt toûjours aiſément paſſé, & dont on peut
ſûrement ſe paſſer encore.

CHAPITRE II.

Que toutes les nations, à commencer par
le peuple Hebreu, ſe ſont ſervies de Sa-
ges-femmes, dont la profeſſion eſt auſſi
ancienne que le Monde, & autoriſée
par les Loix.

IL n'en eſt pas de même de la profeſſion d'Accoucheuſe : elle eſt
comme de droit naturel ; parcequ'il
eſt naturel à une femme de mettre
des enfans au monde, & que les
femmes de tout temps & de toutes
nations, ſe ſont fait accoucher par
d'autres femmes.

Ceci eſt ſi vrai, que dès les premiers temps elles n'avoient pas recours aux hommes, dans les accouchemens même les plus difficiles. *Ra-*
chel * qui auroit pû paſſer pour une
des premieres Dames de ſon temps,
n'appella à ſon ſecours qu'une fem-

* *Geneſ. c. 35. v. 17.*

me dans un travail des plus laborieux. *Thamar* [a] autre femme de confideration vers ce même temps ayant à mettre au monde deux enfans qui se presentoient mal, se servit heureusement du ministere d'une Sagefemme. Or tant d'addresse, d'experience, & d'habileté dans les Sagesfemmes d'alors, donne assez à comprendre qu'elles avoient appris d'autres femmes habiles, & qui n'étoient point les premieres qui se fussent mêlées d'accouchement. On peut donc raisonnablement conclurre, que dès les premiers siecles du Monde il y avoit un art d'accoucher, dont les femmes étoient seules en possession, & dont elles s'acquitoient au gré des Dames de la premiere qualité ; puisque les premieres Dames d'alors, n'avoient recours qu'à elles.

Sous le regne de Pharaon [b] Roy d'Egypte, l'art d'accoucher étoit encore en honneur entre les mains des femmes : il paroit même par l'histoire de ces temps, que cette profession y faisoit du progrés & s'y perfectionnoit : car à l'habileté qu'elles

[a] *Genes.* 6. 38. *v.* 27. [b] *Exod. c.* 1.

avoient comme on vient de voir,
elles joignirent une probité inviola-
ble : qualité aussi necessaire en Medecine que la Science. Cette probité
parut en elles, en ce que le com-
mandement d'un grand Prince [a] ne
pût les rendre infidelles à la confiance de celles qui les en honoroient.
Exemple qui auroit dû leur meriter
une reconnoissance immortelle dans
les esprits de toutes les femmes des
siecles suivans : au lieu que par un
indigne renversement, ces femmes
infidelles au contraire envers leurs
bienfaictrices, les ont aujourd'hui
privées de leur confiance pour la
donner aux Accoucheurs. Etrange
oubli d'elles-mêmes ! Est-ce donc
qu'elles manquoient de maitres ? Ou
leur en falloit-il d'un nouveau genre
parmi les hommes ?

En avançant dans l'Histoire Sainte
on trouve, qu'aux couches de la celebre *Ruth* [b], il n'y est parlé que de
femmes. C'étoit pourtant une personne riche : elle n'étoit plus d'ailleurs apparemment fort jeune ; puis-

[a] *Pharaon. Vid. Exod. c. 1.* [b] Vers l'an
2706. du monde.

qu'elle avoit passé environ dix ans avec son premier mari : cependant ces deux raisons ne lui firent point prendre la précaution d'appeller des Accoucheurs: il n'en étoit donc point encore. Ce fut enfin entre les mains des femmes que la belle-fille d'Heli accoucha [a]. Vers ces mêmes temps [b] il y avoit une sorte de Medecine qui regardoit les maladies du Sexe ou ses incommoditez, qui fut quelque temps entre les mains des femmes ; & c'étoit celle qui regarde les applications exterieures: autre preuve invincible que l'Antiquité auroit eu horreur de commettre aux hommes le soin d'accoucher les femmes.

Artemise Reine de Carie [c], qui a donné son nom à l'herbe appellée *Artemisia*, en François *armoise* ; cette Reine, dis-je, étoit Medecine des femmes.

Cleopatre autre Reine, mais d'Egypte, fut sur tout celebre dans cette profession ; puisqu'il est resté des Livres & des Compositions qui por-

[a] 1er. liv. des Rois c. 4. v. 20. [b] Voyez l'histoire de la Medec. de Mr. le Clerc. [c] En 3400. du monde ou environ.

tent son nom , & qui sont citées avec honneur par Galien [a], & par les Auteurs [b] Grecs qui l'ont suivi. Or la Medecine étant donc déja exercée par des femmes avec distinction du temps *d'Artemise* , n'a pû se trouver si fort illustrée du temps de Cleopatre, c'est-à-dire environ 400 ans aprés , que parce qu'elle avoit toûjours subsisté entre les mains des femmes, qui s'y appliquoient , & la perfectionnoient par leurs observations.

Les Grecs sur tout avoient de ces femmes Medecines, comme on le reconnoit par les mots ἀκεστρίδες & ἰατρῖναι, qui se sont conservez jusqu'à nous. On sçait d'ailleurs que *Socrate* faisoit gloire d'être fils d'une Sage-femme tres-habile nommée *Phanarete* ; comme on peut le voir dans Platon [c]. La Medecine donc n'étoit pas moins illustre parmi les femmes que parmi les hommes : car comme ceux cy peuvent s'honorer des noms des Rois Medecins , les femmes Me-

[a] *De compos. medic. local. l.* 1. *c.* 1.
[b] *Paul. Ægin. Aëtius &c.* [c] Au livre de la Science : voyez aussi Diogen. Laerc.

decines ont aussi eu des Reines qui
ont illustré leur sorte de Medecine.
Et pour ne point sortir de nôtre sujet,
celles qui s'appliquoient particulie-
rement aux accouchemens n'étoient
gueres moins honorées ; puisque de
grands Philosophes, comme Socrate,
se vantoient d'être descendus d'une
Sage-femme.

Si on joint à toutes ces Dames
Medecines une *Fabulla Lybica* ou *Li-
via* dont parle Galien , une *Alpasie*
qu'Aëtius cite , une *Olympias* , une
Sotira, une *Salpé*, une *Laïs*, toutes
citées par Pline, & plusieurs autres,
dont de bons Auteurs font mention,
* on trouvera une tradition suivie,
où une nombreuse liste de Femmes
celebres en Medecine , depuis les anciens siecles jusques bien avant dans
ceux qui nous touchent de plus
prés.

En effet les Femmes Medecines
étoient encore connuës à Rome du
temps des Empereurs suivant ce vers
de Martial :

* Voyez l'histoire de la Medecine de M.
le Clerc. l. 3. c. 13.

[a] *Protinus accedunt Medici , Medicæque recedunt.*

D'anciennes Inscriptions font foy
de la même chose ; témoin celle de
Verone :

C. CORNELIUS
MELIBOEUS SIBI
ET SENTIÆ ELIDI
MEDICÆ
CONTUBERNALI.

Et cette autre dans le Duché d'Urbin :

DEIS MANIB.
JULIÆ. Q. L.
SABINÆ
MEDICÆ
Q. JULIUS ATIMEIUS
CONJUGI
BENE MERENTI.

Car les noms & les épithetes dans
ces Inscriptions regardent des Romains & des Romaines.

Les Lois civiles [b] qui nous vien-

[a] *l.* 11. Epigr. 72. [b] *Vid. Paul. Zacch.
quæst. medic. leg.* Voyez encore *Gasparis à
Reies, elys. jucund. quæst. camp.*

nent pour la plûpart des Romains,
& le Droit canon qui eſt venu enſuite, ne renvoye l'examen des cas
qui regardent l'infidelité des femmes, & l'incontinence des filles &c.
qu'aux Sages-femmes, jamais aux
Chirurgiens : autre preuve de ce
ſentiment naturel & univerſellement
imprimé dans les eſprits des hommes
de tous les temps ; que c'eſt aux
femmes à répondre aux Juges & aux
Medecins de l'état de leurs ſembla-
bles, & qu'il a toûjours paru contre
la pudeur de commettre ce ſoin aux
hommes.

Ces mêmes témoignages emprun-
tez des Droits civil & canonique,
prouvent en même temps l'authenti-
cité de la profeſſion de Sages-femmes, & l'autorité que les Empereurs
& les Loix leur ont accordée, tandis
qu'aucune Loi ni aucun Prince n'a
fait mention de la profeſſion d'Accoucheur, qui par conſequent eſt
nouvelle, ſans titre, ſans autorité.

CHAPITRE III.

*Faits & Histoires qui prouvent qu'il a été
inoüy dans tous les temps, que les femmes se soient servies d'hommes dans
leurs couches, ou en cas semblables.*

LA Religion payenne qui avoit
placé des Divinitez par tout, jusques là même qu'il n'étoit pas de
seüil [a] de porte qui n'eut la sienne;
en avoit aussi assigné pour présider
aux couches des femmes : mais ce
devoit être des Divinitez feminines;
parce que les Payens même avoient
senti, qu'il auroit été contre la pudeur [b] de donner cette fonction à un
Dieu. Il est pourtant vrai, que quelques uns ont crû, qu'ily avoit alors
les Dieux des accouchées, *Nixii Dii:*
mais on sçait que ces prétenduës Divinitez [c] étoient moins des Hommes-
Dieux, que des symboles de Divini-

---

[a] St. Aug. de la cité de Dieu. [b] V. Ter-
tul. de l'ame c. 37. St. August. de la cité de
Dieu l. 4. c. 34. [c] *Turneb. advers. l. 7. c. 8.
Barthol. expos. veter. in puerp. ritûs. p. 15.*

tez mal entendus , qu'on voyoit à
Rome dans le Capitole ; & qu'un
peuple auſſi ſuperſtitieux que celui
de Rome , & auſſi inſatiable de Divinitez , trouva à propos d'ériger en
Dieux des accouchées. L'attitude de
ces Statuës donna fondement à cette
imagination. Elles étoient trois en
nombre, & à genoux devant le Tem-
ple de Minerve , *genibus nixæ* , & de
là ils forgérent *Nixii Dii*. On a prétendu encore qu'Ovide avoit ces
Dieux en vûë , quand il dit :

Magna
Lucinam ad Nixos partus clamore vo-
cabant ;

parceque de bons exemplaires portent :

Lucinam , Nixoſque pari clamore vo-
cabant.

Mais à en juger par l'embarras où
ſe mettent les Grammairiens, pour
trouver cette prétenduë alluſion de
Dii Nixii avec ce vers d'Ovide , fait
bien voir que c'eſt une application
mandiée & forcée. En effet on n'a
jamais marqué les noms de ces

Dieux : au lieu que parmi les Divinitez feminines ils nommoient la
Déeſſe *Alemone* , qui faiſoit croître
l'enfant dans le ſein de la mere ; [a] la
Parque ou la Déeſſe *Partule*, qui pré-
ſidoit aux couches, & qui y ordonnoit ; *Lucine* , qui aidoit la Sage-femme , comme autant de patrones des
femmes groſſes; & Statine [b] la Déeſſe
aux petits enfans qui ſe rendoit la
protectrice des nouveaux-néz &c.

Les Payens avoient donc bien
compris , que tout ce qui reſſem-
bloit à un homme ne devoit point
être appellé aux ſecrets des couches
des femmes ; & que les Divinitez
même étoient alors à craindre , ſi
elles portoient le nom ou l'apparence d'un homme.

La pratique des Anciens touchant
les accouchemens prouve tout ce
qu'on vient d'avancer. Un monu-
ment antique qui s'eſt conſervé dans
un jardin de Rome , [c] & dont un ce-

___

[a] *V. Tertull. &c. Turneb. adverſ. l. 18.
c. 34.* [b] *V. Barthol. expoſ. V. in puerp. rit.
p. 15. 25.* Voyez auſſi Tertul. de l'ame.
[c] *V. Gaſpar. Barthol. expoſ. veter. in puer-
per. ritus. p. 11.*

lebre Medecin nous a donné l'expli-
cation , nous apprend quelle étoit
cette pratique par la qualité des personnes qui y sont representées : en
voicy le précis. Ces personnes sont
cinq en nombre, toutes femmes,
l'accouchée, la Sage-femme, la nourrice , & deux autres, dont l'une dres-
se des figures avec un stilet sur un
globe , & l'autre étoit assistante ou
témoin : car chacune avoit sa fonction pour les differens besoins de
l'accouchée. La Sage-femme la soi-
gnoit dans ses couches , & traitoit
les enfans nouveaux - nez ; parce
que les Sages-femmes étoient Medecines [a] des meres & des enfans dans
toutes ces sortes de cas. C'étoit encore une femme qui étoit chargée de
lever le nouveau-né de terre : car le
levement des enfans de dessus la terre,
où on les avoit posez si tôt aprés leur
naissance , étoit une grande ceremo-
nie parmi les Anciens; & c'étoit aux
Sages femmes [b] à faire cette ceremo-
nie. Elle se faisoit ou au nom des parens , quand ils vouloient le nourrir,
ou au nom du Magistrat ; [c] quand les

[a] *V. Bartol. p.* 37. 38. [b] *ibid. p.* 37. [c] *ibid. p.* 3 2.

parens ou pauvres, [a] ou reconnus incapables de bien élever des enfans ne vouloient pas le faire lever : mais de quelque maniere que cela se fit, ce n'étoit qu'à l'aide de la Déesse *Levana*, [b] que les Sages-femmes s'acquitoient dignement de cette fonction. La nourrice est ce qu'on nomme aujourd'huy *la remüeuse*, à laquelle Martial fait cette allusion :

> *Cunarum fueras. motor Charideme mearum,*

qui étoit chargée du soin des langes, du blanchissage de l'enfant, & de semblables menus soins, exprimez dans ces vers :

> [c] *Opus nutrici autem, utrem habeat veteris vini largiter,*
> *Ut dies noctesque potet: opus est igne, opus est carbonibus,*
> *Fasciis opus est, pulvinis, cunis, incunabulis.*

Et dans cet autre endroit d'un ancien Poëte, [d] où il est parlé de la nourrice.

a Seneque l. 2. *controver.* 9. b *Augusx. de civit. Dei. l.* 4. *c.* 11. c *Plaut. trucul. act. V.* d *Æschyl. ca.*

Pueri fasciarum lavatrix.

Des deux autres assistantes, l'une se rendoit le témoin de la naissance legitime de l'enfant ; afin que le pere en étant certain, le fit inscrire dans les registres publics: sans quoy l'enfant n'auroit point été habile à succeder, n'y à heriter [a].

L'autre qui tient un stilet dont elle écrit sur un globe, marque une autre coutume des Anciens, qui au jour de la naissance de leurs enfans faisoient des vœux pour leur prosperité, & les mettoient par écrit. Cet endroit de Seneque en est une preuve : [b] *Etiamne optas quod tibi optavit nutrix tua, aut pædagogus, aut mater, &c.* Ces vœux cependant ne devenoient authentiques, & ne s'écrivoient sur des tablettes, que quand les Habiles de ce temps-là y avoient passé : car on faisoit venir les *Physiciens.* [c] C'étoit les *Astrologues*, ou diseurs de bonne avanture, qui au jour qu'on nommoit l'enfant étoient appellez, comme pour en tirer l'horoscope: & c'est

[a] *Barthol. ibid. p.* 40. [b] *Epist.* 60. [c] *Mathematicos.*

ce qu'on appelloit *fata advocare*, *fata scribere*, *fata occupare.*

Voilà un grand détail: mais il étoit necessaire pour faire voir, que tous les offices qui regardent le service des accouchées étoient remplis par des femmes ; & que les hommes n'y avoient nulle part, ny aucun droit d'assistance: [a] ainsi l'Antiquité si précautionnée d'ailleurs se reposoit uniquement sur le rapport des femmes, dans une des choses des plus necessaires à la vie civile, c'est-à-dire touchant l'assûrance des mariages, ou la certitude des enfans ; parce que la presence des hommes dans ces sortes de cas étoit contre le droit naturel, & contraire à la pudeur ; [b] *In partu, mulierum testimonium sufficit, quoniam virorum propter pudorem nemo admittitur.*

Un sçavant Medecin Hollandois [c] s'étonne, en parlant de l'Ouvrage de Mr. Bartholin sur les accouchemens, comment à cette occasion il n'a point examiné, s'il y a eu des Accoucheurs

[a] *Neque, ut verum fatear, legi uspiam viros in ipso puerperii actu præstò fuisse Almeloveen opuscul. p. 89.* [b] *Digest. l. 2. art. 10. § de ventre inspiciendo.* [c] *Almeloveen in opuscul. p. 85.*

cheurs dans l'Antiquité. Mais apparemment que cette recherche n'eft
échappée à ce fçavant Auteur, que
parce qu'on n'en parloit pas encore
de fon temps : ce qui eft une autre
preuve en faveur des Sages-femmes
contre eux. En effet le droit de prefence aux accouchemens appartient
tellement en propre aux femmes,
que les Atheniens expoférent leur
ville à une forte de fedition, pour
avoir effayé de le faire paffer aux
hommes. Cette hiftoire eft fans doute la plus ancienne époque des Accoucheurs. Mais elle leur fait fi peu
d'honneur, & établit fi parfaitement
le droit des femmes, qu'on doute
qu'ils effayent jamais de s'en parer.
En voicy l'hiftoire. *

L'Areopage s'avifa de faire dé-
fenfe aux femmes de fe mêler de Medecine, & de pratiquer les accouchemens, qui eft une dépendance de
cette profeffion. Mais les Dames
Atheniennes ne pouvant fe foumet-
tre à une Loi fi contraire à la pudeur,
aimoient mieux mourir faute de fe-

* *Igin. lib. fabul. c. 274. p. 201. vid.
Augen. Epift. & conf. medicin. l. 1. c. VI.*

cours que d'emprunter celui des Medecins, que l'Areopage avoit chargez de cet employ. Une jeune fille nommée *Agnodice* touchée des malheurs de ses concitoyennes prit le parti de se déguiser, & sous l'habit d'un homme alla s'instruire de la Medecine, sur tout de l'art d'accoucher, dans la fameuse école de Medecine *d'Hierophile*. Elle réüssit dans cet employ: elle fit confidence aux Dames Atheniennes de son sexe & de son sçavoir faire, & entra en pratique avec tant de succés & de vogue, que la jalousie en prit aux Medecins. Ils attaquent le prétendu Accoucheur, comme s'il avoit moins fait métier de secourir les Dames, que de les corrompre. Citée au Senat elle prouve son sexe, & par là se justifie de son innocence. Mais les Accusateurs profitant de l'aveu d'un ennemi qu'ils vouloient perdre, alleguent la Loy qui interdisoit la Medecine aux femmes, & font condamner *Agnodice*. Alors toutes les femmes d'Athenes accourent au Senat, crient à l'injustice, & se plaignant de la dureté des hommes, leur reprochent, que

ce font moins des maris qu'elles
trouvent en eux que des meurtriers;
puifqu'ils condamnoient dans *Agnodi-*
ce la feule perfonne qui pouvoit leur
épargner une mort cruelle, à laquelle elles s'expoferoient plûtôt dorénavant, qu'aux mains & aux yeux
des hommes. Le Senat comprit l'in-
juftice de la Loi portée contre les
femmes, leur permit de rentrer dans
leurs droits, & de pratiquer la Medecine & les accouchemens à l'ordinaire.

Il eft donc conftant par cette hiftoire, que l'art d'accoucher étoit
entre les mains des femmes, avant
même que les hommes fongeaffent
à s'en mêler. Car enfin pourquoi ordonner que les Medecins pratique-
roient dorénavant les accouchemens, & pourquoi le défendre aux
femmes, fi les hommes en étoient
en poffeffion avant elles? Or que les
femmes fuffent au contraire dans cette poffeffion, cela paroît par l'étrange oppofition où fe trouvérent les
Atheniennes contre cette Loi, qui
leur parût nouvelle, inoüie, & contre la pudeur. On trouve enfin dans

les anciens Auteurs [a] des listes des
Sages-Femmes celebres , les monu-
mens antiques en font foi , & les
Loix ordonnent de leurs honoraires,
tandis que l'on ne trouve dans les Livres ou ailleurs ni trace , ni vestige
d'Accoucheurs.

Voudroient-ils pour s'autoriser se
faire honneur *d'Albert le grand* , comme de leur Instituteur ; parce que de
malins Auteurs ont voulu le faire
passer pour Accoucheur ?[b] Mais qui
ne sçait que le fait est faux ? puisque
la Chronique scandaleuse [c] en fut
l'auteur ; & qu'une conjecture incertaine & mal fondée y à donné
cours. Ce n'est-donc que parce qu'on
lui a attribué des Ouvrages [d] plus
dignes, ce semble, d'un Accoucheur
que d'un Religieux , qu'on a voulu
faire croire, qu'il se seroit mêlé d'accoucher. Mais outre que cette attri-
bution est contestée , ne peut-il pas
être permis aux Philosophes les plus
sages & les plus retenus, de parler

[a] *Galien scribon. larg. Paul. Ægin. Aëtius.
Marcellus Burdegal. Vopisc. Priscian. &c.*
[b] voyez Bayle *dict. t. 1.* [c] *Id. t. 2. p. 1560.*
[d] *De naturâ rerum, de secretis mulierum.*

de tout ce qui regarde la Physique,
parce qu'ils peuvent se repofer fur la
foi d'autrui , de ce que l'honnêteté
& la bienfeance ne leur permet pas
d'examiner par eux mêmes ?

On ne trouve donc ni dans l'Antiquité la plus éloignée , ni dans les
fiecles pofterieurs aucun veftige
d'Accoucheur: au lieu que dans tous
les temps on trouve des preuves
conftantes, que les femmes , au danger même de leur vie , ont toûjours
été très oppofées à fe laiffer voir &
toucher par des hommes, en cas même de maladies mortelles. L'hiftoire
qui fuit ne laiffe rien à fouhaiter là
deffus : [a] elle eft d'une grande Prin-
ceffe, & d'un temps beaucoup moins
éloigné de nous que celui *d'Albert le
grand* [b] : d'ou l'on doit conclurre,
que depuis ce grand Homme les perfonnes même les plus qualifiées, ne
fçavoient pas encore ce que c'étoit
qu'Accoucheurs , ni tout ce qui leur
reffemble.

Marie [c] *heritiere de Bourgogne* tom-
bée de cheval à la chaffe , fe bleffa

[a] en 1483. [b] en 1280. [c] Varillas Hift. de
Louis XI. l. 9. p. 249.

dans ces parties que la pudeur em-
pêche de nommer. Le cas étoit pref-
fant, la neceſſité prouvée, la perſon-
ne grave: rien par conſequent n'étoit
ſi capable d'excuſer une femme, qui
dans cet état ſe ſeroit montrée à un
homme expert & connoiſſeur en ces
matieres. Un Accoucheur auroit
donc paru là à ſa place, ſi la coutume avoit été dans ces temps d'en appeller en pareil cas : mais cette Princeſſe n'en connoiſſoit point : la veüe
même d'un Chirurgien, parce que
c'étoit un homme, lui parut inſup-
portable dans cette occaſion de neceſſité. Les promeſſes toûjours fla-
teuſes, quand elles aſſurent de la vie,
ne purent la fléchir. Elle ſongea bien
plus à ménager ſa pudeur, qu'à pro-
longer ſes jours ; & perſuadée qu'u-
ne femme ſage devoit préferer de
mourir plûtôt que d'obſcurcir en elle
cette vertu, elle craignit moins l'horreur de la mort, que les mains & les
yeux d'un Chirurgien. Nos Dames
ſans doute diront, que c'étoit une
foibleſſe dans cette Princeſſe, une
pudeur mal entenduë, une puſilla-
nimité.

Stultorum incurata pudor malus ulce-
ra celat.

Mais qu'on dise tant qu'on voudra, re-
plique un sçavant Auteur, * (*non*
suspect de bigoterie,) *que ce fut por-*
ter la honte jusqu'à l'excés ; cette faute
est d'une telle nature, que ceux qui la
commettent, meritent plus nôtre admira-
tion, que ceux qui ne la commettent pas.
C'est une espece d'Heroïsme, c'est mourir
Martyr de la pudeur.

Il nous reste encore de nos jours
des preuves convaincantes, que les
accouchemens ne soyent bien, &
n'appartiennent de plein droit qu'aux
femmes. Elles se trouvent ces preuves dans les hôpitaux, & principale-
ment dans l'Hôtel-Dieu de Paris.
Les sages Administrateurs qui y gou-
vernent n'auroient pas manqué d'y
établir des Acconcheurs, si la sureté
publique eut eu quelque chose à
souffrir dans les mains des femmes :
mais elles seules y president aux accouchemens, fussent-ils bizarres,
laborieux, & mortels. Les Accoucheurs donc n'ont encore pû porter
leur jurisdiction jusques là, leurs

* Monf. Bayle Dict. t. 1. p. 117.

émiſſaires n'y ſeroient pas reçûs, & il ne s'y dreſſe d'autres Eleves que les femmes. Cependant les pauvres femmes y ſont habilement ſecouruës ; les accidents n'y ſont pas plus frequens que ſous les yeux des Accoucheurs ; & on voit par le peu d'orphelins qui reſtent des accouchemens de l'Hôtel-Dieu, que les meres & les enfans ne ſont pas moins en ſûreté entre les mains d'habiles Sages-femmes, telles que ſont celles de ce celebre Hôpital, qu'entre celles des plus fameux Accoucheurs.

CHAPITRE IV.

Que les maximes de la Religion Chrétienne ſont contraires à la profeſſion d'Accoucheur.

IL n'eſt rien que l'Ecriture & les Peres ayent tant fait apprehender à des Chrétiens, que le commerce entre perſonnes de differens ſexes : car comme ils ſont faits pour devenir Saints *, la moindre choſe, ſur tout en

* *Nos genus electum, gens ſancta, &c.* **S. Petr. Ep. 1. c. 2.**

matiere d'impureté pourroit lesfoüiller. [a] Les Payens fe permettent de voir des objets indecens & des peintures lafcives : mais pour nous, leur dit un Pere [b] de l'Eglife en relevant la pureté des Chretiens, nous n'accordons pas même à nos oreilles de rien écouter d'impur, *Nos ne aures quidem ftupris ac fornicationibus inquinari volumus ;* parceque les Peres étoient perfuadez, que c'étoit participer au crime, que de lui prêter fes oreilles ou fes yeux, *Scortata funt,* ajoûte le même Pere, *aures veftræ, fornicati funt oculi.* Maïs ce n'étoit pas feulement des chofes vraiment criminelles, dont ils vouloient que les Chrétiens fe fiffent horreur : ils les obligeoient encore à s'interdire tout ce qui avoit l'apparence de mal, [c] *Pudicitiæ chriftiana fatis non eft effe, verùm & videri :* en matiere fur tout d'impureté prefque tout leur paroiffoit crime, & ils s'en faifoient un de

---

[a] *Noftro populo quid poteft objici, cujus omnis Religio eft fine maculâ vivere ? Lactant. lib. 5. inftit. c. 9.* [b] *S. Clem. Alexandr. ibidem.* [c] *S. Paul. Tertull. ad Uxor. pag. 160.*

regarder une femme, [a] *Videtur super omnia esse aversandus mulierum aspectus, non solùm enim si tangantur sed etiam si spectentur peccare est.* Mais les femmes d'aujourd'huy en sont-elles quites pour se laisser voir à leurs Accoucheurs? elles se trouvent encore indignement soumises à l'action de leurs mains. Ce sont donc moins encore des regards que des attouchemens qu'elles permettent à des hommes. Que n'auroient donc point eu à dire contre une si honteuse pratique ces illustres défenseurs de la pudeur chrétienne? eux sur tout qui tenoient pour maxime, qu'un attouchèment sur un sexe different étoit une semence de crime, [b] *Tactus inquinationis est autor.* Ils se fondoient sur cette autre maxime de l'Ecriture, [c] *qu'il est bon à l'homme de ne point toucher de femme.* Car enfin, dit un autre Pere de l'Eglise sur cet endroit, [d] il n'est avantageux à l'homme de ne pas toucher de femme, que parce que c'est

[a] *S. Clem. Alex. pædagog. l. 3. c. 11.* [b] *S. Basil. de verâ virgin. p. 615.* [c] *S. Paul. epist. 1. ad Corinth. c. 7.* [d] *S. Hieronym. l. 1. ad Jovinian.*

un mal de le faire : en effet , conti-
nuë le même Pere , l'Ecriture ne dit
pas que c'est un bien de n'avoir point
de femme , mais que c'est un bien de
ne la toucher pas ; parceque ce n'est
qu'en la touchant qu'on s'expose au
crime , [a] *Non dixit , bonum est uxorem*
non habere , sed bonum est mulierem non
tangere ; quasi in tactu periculum sit.
Tant d'exactitude ne paroissoit si necessaire à ces grands Maitres de la
pieté chrétienne , que parce qu'ils
croyoient que le toucher est le plus
dangereux de tous les sens , par la
raison qu'il est le plus séducteur : &
il ne séduit si puissamment, que parce qu'il agit plus universellement
sur le corps : car les sons ne frappent
que l'oreille , les saveurs n'ébranlent
que le langue ; mais le toucher agite
tout le corps ; par ce qu'il est comme le sens universel, le sens des sens,
qui se rencontre dans tous les autres , & qui affecte & remuë tous les
organes, [b] *Tactus sensuum omnium per-*
niciosissimus & sævissimè blandiens, sensus
reliquos lævitate suâ ad voluptatis illece-
bras pellit.

   [a] *S. Hieronym. ibid.* [b] *Basil. de virgin. p. 614.*

B vj.

Un autre Pere ajoute que [a] les attouchemens font contagieux entre
les perfonnes de different fexe , &
qu'ils portent à la lubricité, même
fans qu'on y penfe dit un autre Saint;
[b] *Mafculum corpus fœmineum attingens,*
quâlibet ratione moderentur , ad congref-
fum tamen mutuò latenter incitantur.
A quels dangers donc ne s'expofent
pas des Chretiennes livrées aux
mains d'un Accoucheur ? Car enfin
ce font toûjours de jeunes perfonnes , d'autant plus fufceptibles par
confequent de vivacité & de ten-
dreffe à la prefence d'un homme
étranger qui les touche , qu'elles auront été plus retenuës, & moins ac-
coutumées à en fouffrir d'autre que
leur mari. Dans cette difpofition il
eft mal aifé de répondre de leur imagination , & on doute qu'elles en
puiffent fûrement répondre elles mêmes , [c] *Quantumvis bonâ mente conen-*
tur, neceffe eft publicatione fui pericliten-
tur, dum percutiuntur oculis incertis &c.
Dans le temps qu'elles ont à fe défen-

[a] S. Jerome. [b] S. Bafil. de virgin. p. 656.
[c] Tertull. de virg. velandis p. 181.

dre contre le plus imperieux des
a fens, la pudeur du moins rifque
beaucoup alors, & n'a pas peu à fouffrir b, *fic frons duratur, fic pudor teri-*
tur, fic folvitur. &c.

Prétendra-t'on que le danger des
attouchemens ne doit s'entendre
qu'en matiere grave & de confe-
quence, & lorfqu'ils fe permettent à
mauvaife intention ; & qu'une femme en travail fe trouve occupée de
tout autre fentiment que de celui
de la prefence & de l'action d'un
homme? Mais ce n'eft point toûjours
au moment de la douleur qu'un Accoucheur rend vifite à une femme:
c'eft fouvent en pleine fanté, & de
fens raffis qu'on l'appelle ; comme
dans un doute de groffeffe où les
femmes veulent s'affurer de leur
état ; ou bien même lorfqu'une femme peu entenduë encore en accouchement, fe livre aux mains de fon
Accoucheur, autant de fois qu'elle
craindra la furprife. Ce n'eft donc
pas toûjours pour des femmes fouf-
frantes qu'ils font appellez c.

a *Vid. S Bafil. de virgin.* p. 614. b *Ter-*
tull. ibid. c Voyez la differt. fur les accouchemens.

du moins sont-ce des hommes , par
qui une femme vertueuse doit toûjours craindre de se laisser voir &
toucher ; puisque les Peres de l'E-
glise veulent qu'elle craigne la familiarité d'un parent, d'un ami, d'un
frere. a *Sufficit peccatum, & per tactum
fraterna manùs , ac per pacis & dilectio-
nis osculum sensum carnis excitare.*

Le danger même sera double &
par consequent plus grand , si on le
considere encore par rapport à l'Accoucheur : car si les Peres font craindre à une femme jusqu'à son frere
même , ils avertissent les hommes
de craindre les femmes jusque dans
leurs propres meres : b *Quid interest
utrum in uxore an in matre , dum tamen Eva in quálibet muliere caveatur.*
Avancera-t'on pour la défense des
Accoucheurs, que la condition des
personnes qui les appellent doit rendre leur profession innocente , parce que ce ne font que des Dames
de qualité, dont le rang & la dignité tiennent l'imagination de l'Accoucheur en respect ? mais on sçait

a *S. Basil. de Virgin. p.* 655. b *S. August.
epist.* 38.

& on voit avec douleur, que leur prétenduë profession est un métier public, où l'on fait fortune ; parceque
chacun y a droit pour son argent.
Ce n'est donc plus uniquement auprès des Dames de condition qu'ils
se trouvent appellez, & chaque femme veut joüir du privilege : l'imagination d'ailleurs ne respecte personne, elle se prend à tout. C'est
moins enfin la qualité de la personne qui inspire une mauvaise pensée, que la volonté ou le mauvais
panchant qui la fait commettre,
* *Culpam facit non dignitas sed voluntas.*
Après toutes ces raisons de Religion & de bienséance, on laisse à ex-
miner aux Accoucheurs & aux Accouchées, si leur conscience peut
être en sûreté.

Excusera-t'on les Accoucheurs
en disant, que c'est sur des femmes
mariées qu'ils exercent leur profession ? Mais quoi ! seroit-ce donc
qu'une femme mariée n'auroit plus
rien à perdre entre les mains d'un
homme étranger ? ou seroit-ce

* *S. Hieronym. in epitaph. Fabiola ad*
Oceanum.

qu'elle se seroit défaite de tout sentiment de pudeur en devenant mere ? Ce seroit faire outrage aux mariages chrétiens qui sont innocens par eux-mêmes, & qui honorent ceux qui s'en approchent dans l'esprit de l'Eglise, a *Honorabile cónnubium, thorus immaculatus.* Une femme donc pour être mariée n'est pas moins soumise à la modestie de son état, & c'est par cette raison qu'on obligeoit autrefois également les femmes & les filles à se voiler, b *Oro te sive mater, sive soror, sive filia virgo, vela caput ; si mater, propter filios ; si soror, propter fratres ; si filia, propter patres. &c.* Comme il est donc de la pudeur des vierges chrétiennes, de ne rien permettre sur elles de la part de quelqu'homme que ce soit ; il est de la modestie d'une femme vertueuse de tout refuser à tout autre homme qu'à son mari.

La pudeur est donc de toute condition ; & puisqu'une pensée peut dérober à une vierge chrétienne

a *S. Paul. epist. ad Hebra. c.* 13. *v.* 4.
b *Tertull. de virgin. veland. p.* 182.

la pureté de son état, [a] *Mente enim virginitas perit* ; puisqu'il est possible que son cœur cesse d'être vierge, quoique son corps soit encor chaste, [b] *Nil prodest carnem habere virginis, si mente quis nupserit* ; n'est - ce point exposer une jeune femme à une sorte d'infidelité, ou d'adultere spirituel, que de l'exposer ainsi aux saillies de son imagination entre les mains d'un Accoucheur ? c'est du moins lui inspirer trop de familiarité & de confiance pour un homme étranger. Heureuse l'ignorance de cette Dame Romaine, [c] qui pour avoir peu frequenté les hommes, croyoit qu'ils sentoient tous mauvais, parce que son mari avoit l'haleine puante ! Certes une humeur un peu moins sauvage lui auroit épargné cette simplicité.

Par tout ce qu'on vient de rapporter des sentimens des Peres, on voit combien ils auroient été éloignez d'approuver la profession d'Accoucheur : mais ce qui se pratiquoit de leur tems en matieres semblables à

[a] *S. Hieronym. epist. ad Eustochium.* [b] *Id. Ibid.* [c] *Billie dans Plutarque.*

celle d'accouchemens , en est une preuve convaincante. Si une vierge chrétienne étoit soupçonnée du crime d'impureté , ce n'étoit point à l'examen des hommes qu'on s'en rapportoit , mais à celui des Sages-femmes. a Les siécles qui ont suivi se sont tellemeut confirmez dans cet usage , que s'il arrivoit quelque doute sur le témoignage des Sages-femmes qu'on avoit appellées d'abord , ce n'étoit point des hommes qu'on appelloit pour décider du doute , mais d'autres Sages-femmes, ou plus habiles ou moins suspectes. b C'est pourquoi tout ce que nous avons d'Auteurs qui ont traité de ces sortes de rapports , si on en excepte ceux de nôtre tems , parlent tous des témoignages des Sages-femmes sur ces matieres , parce que c'étoit à elles seules que les Juges s'en rapportoient, comme on le voit dans le droit Canon & Civil c : marque certaine qu'on a crû de tout

a *V. S. Cyprian. E. p.* 174. b Decretal. de Gregoire I X. l.2. c. 14. c *Digest. l. 9. tit.2. ad legem Aquileiam. c.9. ibid. l.2. tit. 4. de inspiciendo ventre Loy.* 1.

tems , qu'il auroit été contre la pudeur d'employer des hommes en pareil cas.

Malgré cette précaution il s'est trouvé d'habiles Auteurs , qui ont trouvé à redire même à cette coutume d'expofer le corps d'une fille aux yeux d'une femme : car outre que cette preuve étoit fort incertaine & fujette à méprife , comme le reconnoit lui même Saint Cyprien , [a] & comme on l'a démontré dépuis. [b] Quelques-uns ont crû que c'étoit vendre trop cher à une perfonne fage la preuve de fon innocence, *Quæ verè cafta erat virgo noluerit* [c] *fic vindicari* ; & d'autres que c'étoit détruire ce dont on vouloit s'affurer. *Inter obftetricum manus virginitas occiditur.* [d] Que n'auroient donc point dit ces fages Auteurs, de voir aujourd'hui la plûpart des jeunes femmes chrétiennes fous les yeux & entre les mains des Accoucheurs? que d'obfcenité n'auroient-ils point

a *S. Cyprian.* E. *p.* 174. b *Vide Capivaccium de Virgin. fign. Augenium , Sebizium &c.* c *S. Cyprian. ep. p.* 174. *in not.* d *Ibid. ex Rigaltio.*

remarqué dans cette infame coutume ! que d'inconveniens pour la pudeur ! que de danger pour l'innocence.

CHAPITRE V.

Que la profession d'Accoucheur est rarement necessaire.

LE cas de necessité est donc le
feul qui puisse rendre l'office
d'Accoucheur excusable ; mais ce
fera lorsque la vie de l'enfant ou
de la mere ne pourra être sauvée
que par fon miniftere. Aussi en cas
pareil la pudeur n'a-t'elle rien à
rifquer : car l'état trifte & affligeant
d'une femme déconcertée par la
douleur & prête d'expirer , n'offre
à l'imagination rien que de morti-
fiant. Ainfi l'extremité de la malade , la menace de la mort , l'excés
de la fouffrance, la perte d'un enfant
prêt de perir avant que de naitre,
un fpectacle fi affreux , & un état
fi humiliant , préviennent tous les
dangers, & chacun fe trouve en fu-

reté : on eſt comme aſſuré d'ailleurs
qu'en ces occaſions où la neceſſité
eſt preſſante , la même Providence
qui permet la neceſſité, ſoûtiendra
& préſervera ceux & celles qu'elle
y engage. Mais ſi l'on conſidere qu'il
n'y a peut-être pas une femme entre cent, peut-être pas une entre mille, qui ſe trouve dans cette prétenduë neceſſité, il ſera vrai de dire, que de cent femmes il y en
aura quatre vingts dix neuf qui
pourront & qui devront ſe paſſer
d'Accoucheur Ce ſera donc au
plus une femme entre cent qui en
aura beſoin ; ainſi pour une fois
qu'un Accoucheur ſera neceſſaire ,
il y en aura quatre-vingts dix neuf
où il ſera inutile. Si d'ailleurs ce
beſoin eſt de nature à pouvoir être
auſſi ſûrement ſoulagé par la main
d'une femme habile & experimen-
tée, que par celle d'un homme ; s'il
demande preſque toûjours plus de
tête que de bras ; ſi enfin l'habileté
d'un ſage Medecin eſt ordinairement plus neceſſaire que la main
de qui que ce ſoit ; le ſecours d'un
Accoucheur deviendra alors inu-

tile ou dangereux , & sa profession deviendra rarement necessaire.

Or il est certain que c'est presque toûjours par des secours tirez de la Medecine , que les accouchemens laborieux se terminent heureusement , quelquefois par l'addresse de la main soutenuë d'un grand usage , rarement par quelque operation.

Que si c'est un purgatif , une saignée , ou quelqu'autre remede qui doive tirer une femme d'affaire , elle s'exposeroit à d'étranges méprises entre les mains d'un Accoucheur : car lui qui nagueres tenoit boutique de Chirurgien (peut-être assez peu achalandée ,) lui qui n'a ni étude , ni experience en Medecine , qui n'en sçait que ce que le hazard lui en a appris , qui ne connoit au plus le corps humain que pour sçavoir placer une incision , mais qui ne s'est jamais instruit à fond, ni du cours des liqueurs, ni de l'ordre de leurs circulations ; lui qui ignore le rapport des parties, avec les liqueurs qui les arrosent , & le rapport des remedes avec ces mêmes liqueurs ; qui n'entend enfin ni l'œconomie animale , ni la

mécanique

mécanique du corps humain ; cet homme ainfi dépourvû de connoiſſance, d'experience, d'obſervation, & peut-être de bon ſens en Medecine, viendra hardiment décider d'un remede interieur dont il ne connoit pas la route, d'une ſaignée dont-il ignore les effets, d'une purgation dont-il n'a point appris les écüeils, d'un narcotique dont-il n'a jamais eſſayé les dangers ! Doit-on après cela s'étonner des malheurs qui lui arrivent ? puiſqu'il marche au hazard, ſans regle, ſans bouſſole, par des routes étrangeres, & dans un païs inconnu pour lui.

On croiroit peut-être qu'on avanceroit tout ceci ſans preuve : mais en faut-il d'autre de ſon peu d'uſage en Medecine que celle ci ? Cet Ex-chirurgien qui entreprend aujourd'hui de traiter une fievre, un tranſport, une convulſion dans une accouchée, par ce qu'il s'eſt érigé en Accoucheur, auroit eu honte de ſe donner pour Medecin la veille du jour qu'il s'eſt donné ce relief dans le monde, & auroit craint de traiter cette même femme non accouchée ;

peut-être ne le voudroit-il pas même encore étant devenu Accoucheur, fi la même femme avoit les mêmes maux hors le temps des couches. L'on fçait cependant, qu'il faut infiniment plus de tête, d'habileté & de connoiffance, pour traiter tous ces maux dans une accouchée que dans une autre femme : il eft donc certain qu'en ces cas qui dépendent de la Medecine une accouchée fe trouve mal placée dans les mains d'un Accoucheur. Ajoutez à prefent que ces cas dépendans de la Medecine font les plus frequents : & ce fera prouver combien la proffeffion d'Accoucheur eft rarement neceffaire : voici dequoi s'en convaincre. Si l'on entend parler des maladies qui arrivent pendant la groffeffe, il n'en eft gueres où il faille plus d'habileté, plus de connoiffance, en un mot plus de Medecine. En effet il faut connoitre alors non feulement eu égard à la mere, la difpofition du fang, les délais qu'il fouffre, les détours & les alterations qu'il prend, les écarts qu'il fe donne, & les dépôts qu'il peut faire ; mais il faut encor en être

inſtruit par rapport à l'enfant dont
il faut auſſi conſerver la vie.

C'eſt donc une Science double,
dont on a beſoin pour ſagement ménager les interêts de l'une & de l'autre, en ôtant le ſuperflu de la mere,
ſans trop dérober à l'enfant. Or tant
d'habileté & de juſteſſe ne paroit pas
trop de la competence d'un Chirurgien, qui s'étoit plus occupé de former ſa main, que de meubler ſa tête
de tant de reflexions & d'obſervations inutiles même à un habile Operateur. Les maladies qui arrivent
dans le temps des couches ne ſont
pas plus du reſſort d'un Accoucheur.
Une femme trop pleine de ſang &
d'humeurs ſe trouve ſupriſe d'accidens violens, d'efforts involontai-
res, de douleurs inutiles : le ſang
alors en contrainte, & les eſprits en
deſordre, tiennent les muſcles en
convulſion: les parties engorgées prê-
tent mal & s'oppoſent à la ſortie de
l'enfant : tout ſe revolte donc, &
les liqueurs interceptées agiſſent ſur
elles mêmes, & s'animent, ou re-
brouſſent vers le cerveau: alors mille
accidens mortels ſe preſentent, con-

vulſion , aſſoupiſſement , douleurs
bizarrres & à contre ſens. Ce ſeroit
donc de la ſoupleſſe qu'il faudroit
rendre aux parties, en rectifiant le
cours du ſang & calmant les eſprits.
Mais ſont-ce là les idées d'un Accoucheur ? Mal inſtruit donc de la ma-
nœuvre qui ſe paſſe alors dans le
corps d'une femme, & peu à portée
des reflexions qu'il faudroit faire;
il aura recours à des purgations dan-
gereuſes, à des aperitifs indiſcrets,
à des lavemens violens, à des ſai-
gnées mal entenduës, & ſe mettra ſans
y penſer de moitié avec le mal, pour
le rendre plus dangereux. Peut-être
même fera-t'il pis que tous ces remedes : déconcerté par l'excés du danger, au défaut de tête il employera
des bras, il engagera la malade dans
un travail prématuré, & l'enfant
dans un danger imminent : vous de-
mandez d'où viennent ces contre-
temps d'un homme hors de place
qui fait ce qu'il peut, par ce qu'il ne
ſçait ce qu'il faut.

Par les mêmes raiſons, un Accoucheur doit être auſſi peu entendu
dans les maux qui arrivent aprés les

couches ; ainsi tantôt des tranchées violentes, dont il ne comprend pas les causes, l'engageront dans un mauvais pas ; & voulant calmer une douleur pressante par un remede qu'il connoit mal, il jettera la malade dans un sommeil éternel : tantôt grossierement instruit de la route que le sang tient ou qu'on lui peut faire tenir, il l'engagera dans les visceres par des saignées mal rangées : dans l'une l'idée d'une foiblesse ou d'un épuisement mal fondé lui fera ordonner une nourriture excessive : dans l'autre le soupçon d'une cacochymie imaginaire lui fera prescrire une purgation dangereuse. L'idée d'acides & d'alcalis, dont il aura oüi parler, lui fera venir celle du Quinquina, qu'il ordonnera pour détruire un acide qu'il soupçonne & qu'il ne connoit pas. Ce ne sera donc qu'une Medecine de hazard & de caprice que celle d'un Accoucheur.

Son ministere sera plus heureux, si c'est par l'addresse des mains que la malade doit être secouruë ; car il est manifeste qu'un homme en ce genre peut autant qu'une Sage-femme :

mais puisqu'il est plus séant & aussi
sûr de commettre cet emploi aux
femmes, comme on le prouvera cy-
après, il faut convenir encore qu'en
ces derniers cas même, il est inutile
d'appeller des Accoucheurs. Reste
celui de l'operation seul, lorsqu'il
faut * couper, arracher, dépecer
un enfant dans le sein de sa Mere;
car à ces mots on reconnoit le caractere d'un Accoucheur Operateur,
qui dans ces cas merite non seule-
ment la préference audessus des Sages-femmes; mais à qui seul il faut
se rapporter de ces operations; parce que lui seul sçait manier des ins-
trumens. Mais combien ces cas sont-
ils rares?

On dira sans doute, que c'est re-
duire la profession d'Accoucheur à
de rares besoins; mais la raison le
fait voir. Car après tout ce qu'on

---

* Encore se trouve-t'il des exemples
d'operations faites par des femmes sur le
corps des leurs semblables, en certains cas
qui interessoient la pudeur. *Leo African. nar-*
rat munus circumcidendarum mulierum obi-
re vetulas quasdam &c. apud Huet. Not. in
Origen. pag. 5.

vient de dire ; on espere que personne ne trouvera exaggerée la propo-
sition qu'on vient d'avancer , qu'il
n'y a pas une femme entre cent, peut-
être pas une entre mille , qui ait besoin d'un Chirurgien ; & que par
consequent ce n'est pas la peine d'é-
riger des Accoucheurs en titre d'office.

CHAPITRE VI.

Que la coutume de se servir d'Accou-
cheurs est moins un usage à rece-
voir, qu'une entreprise à reprimer.

ON en appellera sans doute à l'u-
sage & à l'exemple: car rien n'a
tant de pouvoir sur l'esprit du monde que la coutume *, qui en regle
les actions & les maximes en souve-
raine: il n'y avoit pas même jusqu'à
la Religion , où son empire ne fût
prêt de passer : car c'étoit par des
usages ou des traditions humaines,
que les Juifs entreprenoient de jus-

* *Omnium domina rerum. Aul. Gell. pag.*
299.

-tifier leurs prévarications, & d'ex-cuſer leurs erreurs: mais le Fils de Dieu a fait voir l'injuſtice & la va-nité des uſages, quand ils ne s'accor-dent pas avec la pieté. C'eſt pour-quoi les Canoniſtes ont établi de-puis, que quoi que ce puiſſe être qui ſoit ou écrit ou reçu dans le monde contre le droit naturel, doit être abrogé & reputé nul : [a] *Quæcunque vel moribus recepta ſunt, vel ſcripturis comprehenſa, ſi naturali juri fuerint ad-verſa, irrita haberi debent.* Si donc la coutume de ſe faire accoucher par des hommes eſt contre le droit na-turel ; c'eſt moins un uſage à con-ſerver qu'un abus à détruire : or l'on a montré que cette pratique eſt con-traire à la pudeur, qui diſtingue les hommes de tous les autres animaux[b], mais qui eſt ſur tout naturelle aux femmes. Une autre maxime c'eſt qu'une coutume ne peut tenir lieu de Loy, quand elle n'eſt fondée ni ſur la verité, ni ſur la raiſon, *Conſuetudi-nem veritas & ratio excludunt* [c].

[a] *Canon. Quo jure in fine. Diſtinct. 8.* [b] *Hoc ſolum animal (homo) natum eſt pudoris & verecundiæ particeps. Cic. l. 4. de finibus* [c] *Can. Veritate, & can. Conſuetudo.*

Il n'eſt donc pas de coutume qui
merite plus d'être abrogée que cel-
le-cy ; puiſqu'il eſt faux, qu'un Accoucheur ſoit neceſſaire dans les cas
des couches ordinaires qui ſont les
plus frequentes, & que le bon ſens
& la droite raiſon font voir, qu'il eſt
de l'ordre qu'une femme en accouche une autre.

Que ſi d'ailleurs la coutume de ſe
faire accoucher par des hommes, eſt
moins l'effet de la raiſon que du
préjugé, ſi la reflexion & la neceſſité y ont moins de part que le pretex-
te ou l'erreur ; ce ſera moins un uſage, qu'une licence, moins une coutume qu'un malentendu qui ne doit
être d'aucune autorité ; * *Quod enim
non eum ratione introductum eſt, ſed er-
rore primùm, deinde conſuetudine obten-
tum eſt, in aliis ſimilibus obtineri non
debet.*

L'uſage donc d'appeller ordinairement des Accoucheurs eſt manifeſ-
tement abuſif ; puiſqu'on le fait preſque toujours ſans neceſſité ou ſans
raiſon, comme on l'a fait voir. C'eſt

* *L. quod non ratione. de legibus & Sena-
tus conſultis.*

par consequent le cas où la coutume
ne peut & ne doit avoir lieu : * *Ve-*
ritati manifestata cedere debet confue-
tudo.

Enfin si l'on examine la nature de
cette prétenduë coutume établie,
on reconnoitra que la condition prin-
cipale pour fonder un usage raison-
nable lui manque : c'est du temps,
qui donne le poids & l'autorité aux
usages, dont on veut ici parler ; car
il est si nouveau, que des femmes
ayent pû se resoudre à se livrer à la
discretion des Accoucheurs , & si
inoüi dans l'Antiquité , qu'il se soit
jamais souffert rien de semblable
même parmi les Payens, que cette
coutume paroit ressembler mieux à
une erreur de pratique, qu'à une verité d'usage ; elle n'a donc pour elle
que le caractere d'erreur, c'est-à-dire la nouveauté; & l'antiquité qui est
le propre de la verité lui manque.
Or une coutume nouvelle, erronée,
& mal entenduë, exposé à tous les
dangers de l'erreur : *Consuetudo sine*
veritate , vetustas erroris est.

On demandera , s'il est possible

_____
* *Can. veritate & can. consuetudo.*

qu'une pratique qui feroit fi mani-
feftement dangereufe auroit pû faire
tant de progrés en fi peu de temps?
Quoi donc, il auroit pû arriver que
tant de femmes fages & regulieres en
toutes chofes, fe fuffent abufées jufqu'au point de fe laiffer aller au tor-
rent d'un ufage condamnable! Mais
qui ne fçait le pouvoir de l'exemple
fur l'imagination ? D'ailleurs tel eft
l'artifice de l'ennemi commun du
falut des hommes : des leçons ouver-
tes & groffieres d'impureté lui auroient mal réüffi pour attaquer la pureté des meres chrétiennes: il a trouvé une voye plus fûre & plus abbre-
gée pour leur porter des coups mortels, qui eft celle de l'exemple: a *Lon-
gum iter eft per præcepta, breve & effi-
cax per exempla.* Il a donc employé
des exemples de leurs femblables;
parce qu'il n'eft rien qui détermine
auffi puiffamment que l'exemple entre gens égaux & de même nature:
b *Duo nos maximè movent fimilitudo &
exemplum.* Qu'une femme donc en
danger, qu'elle fe fera peut-être
exaggeré à elle même, ait été utile-

ment fecouruë par un Accoucheur, une autre aura crû prévenir ce prétendu danger en l'appellant tout d'abord ; & infenfiblement chacune fe fera donné le droit d'en faire autant , parce que chacune fe fera également cruë en danger entre les mains des Sages - femmes. Les hommes peut-être auront utilement entretenu ces frayeurs ; attentifs autant qu'ils le font à fe rendre les maitres , peut être auront-ils habilement profité de l'occafion, pour étendre leur autorité fur un fexe qu'ils aiment à affujettir : ils auront traité la pudeur des femmes de foibleffe , & leurs fcrupules de pufillanimité : c'eft ainfi qu'on leur aura infenfiblement appris à fe défaire d'une honte qui honoroit leur fexe & qui foutenoit leur pieté : elles feront donc parvenuës à croire qu'il n'y a gueres d'apparence qu'on puiffe devenir criminel au milieu de tant de complices , & qu'une faute même n'eft plus confiderable, quand elle eft devenue celle de la plûpart des honnêtes gens : * *Multitudine pec-*

* *Senec.*

cantium tollitur, & definit esse probri loco commune maledictum.

Mais puisque l'exemple à eu tant de pouvoir sur les esprits des femmes, qu'un exemple sage & des plus autorisez les rappelle à elles mêmes, & leur apprenne ce qu'on doit faire & penser de ces sortes de pratiques honteuses que la coûtume auroit établies. L'exemple qu'on leur propose est celui des Empereurs, des Princes, & des Magistrats, qui ont employé leur autorité pour abolir certains usages déja établis, uniquement parce qu'ils étoient contre la pudeur.

Il étoit d'usage du tems de l'Empereur Theodose *, d'enfermer les femmes surprises en adultere dans d'infames lieux, pour y être en proye à la passion du premier venu : & cette infamie se commettoit au son d'une cloche, pour rendre public & le crime & la peine. Ce grand Empereur défendit cette coutume par cette seule raison qu'elle étoit honteuse. Par un même motif Justinien abolit ensuite la coutume établie de décider par les yeux de la majorité

* *Socrat. l. 5. c. 18.*

naturelle des garçons [a]. La Philoſo-
phie payenne ſe rendit auſſi peu fa-
vorable à tous ces moyens honteux,
quoique ſûrs en certaines occaſions.
Ainſi Lucien lui même, athée de
profeſſion ou le plus impie des Phi-
loſophes, ſe moque du moyen qu'on
lui propoſe de s'aſſurer par la vûë
du ſexe d'un homme qui paſſoit
pour femme [b] : tant il eſt vrai que
l'antiquité croyoit, qu'il n'y avoit
point de legitime prétexte de dé-
couvrir ce que la nature ordonnoit
ſi étroitement de cacher : [c] *Quas
corporis partes natura occultavit, eaſ-
dem, omnes qui ſanâ mente ſunt, remo-
vent ab oculis.* Ainſi une Veſtale ac-
cuſée, dût-elle être injuſtement ab-
ſoute [d], étoit renvoyée comme innocente ſans ces fortes d'examen, ſi
toute autre preuve ſe trouvoit in-
ſuffiſante. On s'étonnera peut-être
après tout ceci, que les Peres des
premiers tems de l'Egliſe ayent per-

[a] *Ob indecoram obſervationem in exami-
nandâ marium pubertate, mares poſt exceſſum
14 annorum pubeſcere exiſtimentur, indaga-
tione corporis inhoneſtâ ceſſante. Cod. Quando
tutò res eſſe deſinant.* [b] *In Eunucho.* [c] *Cic.
de finib. l. 4.* [d] *Valer. maxim. l. 8. c. 1.*

mis, que les vierges chrétiennes qui étoient devenües suspectes fussent examinées par des femmes : mais peut-être que ce fut une sorte de punition pour celles qui s'étoient manifestement deshonorées, & qui par consequent meritoient ou s'attiroient cette humiliation : peut-être aussi n'avoit on point assez senti d'abord la turpitude de cette pratique, du moins fut elle bientôt abolie, & les Peres des siecles posterieurs la desaprouvérent *. Juste & digne fort des honteuses coutumes !

Mais pour ne nous pas trop éloigner du tems où nous vivons, y eût-il jamais coutume plus communément reçûë, que celle de l'infame épreuve dont on faisoit le plus honteux des spectacles, pour s'assurer de la validité d'un mariage & de l'habilité des mariez ? bien-tôt il s'en feroit fait une Loi, si l'autorité du Prince, & la sagesse des Magistrats n'en eussent arrêté l'abus. Fasse

---

* *Quid sibi velit, & quò spectet quod obstetricem adhibendam credideris &c.* S. Ambros. ep. 64. ad Syragr.

le Ciel qu'ils apperçoivent encore
toute la honte de celui que nous
combattons , & qu'il soit déclaré
qu'il est contre l'honneur d'une
femme chrétienne de se laisser voir
& toucher , sans une indispensable
necessité, par un Accoucheur ; puisque les Magistrats de l'ancienne Rome refusérent même d'ordonner à
une Dame accusée , de se laisser voir
à une femme. En voici l'histoire :
un certain Carvilius se plaignit devant les Juges de l'inhabilité de sa
femme à le rendre pere : il deman-
da que les yeux des Sages-femmes
en fissent l'examen : il fut blâmé &
débouté , * *Quò matronale decus ve-*
recundiæ munimento tutius esset, in jus
vocanti (marito) matronam corpus
ejus attingere non permiserunt , ut invio-
lata manûs alienæ tactu stola relinque-
retur.

* *Valer. Maxim. l. 2. c. 1. art. 5.*

CHAPITRE VII.

Que les femmes sont aussi capables de pratiquer les accouchemens que les hommes.

D'Où viendroit aux femmes cette prétenduë incapacité? seroit-ce de la delicatesse de leurs corps & de leur peu de forces ? seroit-ce de la foiblesse de leur esprit ? seroit-ce de l'ignorance de leur sexe ? mais tous les accouchemens ne sont pas laborieux : ainsi pour l'ordinaire il faut plus d'adresse & d'habitude pour cette operation que de vigueur & de forces. Mais s'il est vrai que les femmes sont au moins aussi adroites de leurs doigts que les hommes, puisqu'elles ont plus de finesse & de delicatesse qu'eux dans les organes ; il ne leur faudra que de l'habitude, dont elles sont aussi capables certainement que les hommes; puisque pour cela elles n'auront besoin que de vie & d'occasions, pour se former la main : or elles vivent autant

que les hommes, & elles trouveront
infiniment plus d'occasions qu'eux,
quand les hommes voudront se ren-
fermer dans le nécessaire, & abandonner, comme ils le doivent, aux
femmes tous les accouchemens ordinaires.

Ces occasions d'ailleurs deviendroient d'autant plus frequentes, que
les couches des femmes deviendroient plus rarement laborieuses, si
les Sages-femmes seules s'en mé-
loient : voici comment.

Les Couches ne deviennent ordinairement difficiles, que parce que
les femmes sont mal gouvernées
dans leurs grossesses ; & elles ne sont
mal gouvernées alors, que parce
qu'elles ne prennent pas d'assez bons
avis ; elles ne se trompent enfin
dans la conduite qu'on leur pre-
scrit, que parce qu'elles s'addressent
mal, c'est à dire à gens incapables
de ces sortes de conseils. L'assidui-
duité des Accoucheurs auprès d'elles
dès qu'elles se soupçonnent grosses,
engage insensiblement leur confiance. Ce sont des hommes, & c'est
pour elles un titre d'habileté, per-

suadées qu'elles sont qu'un homme est toûjours plus habile qu'une femme. De là cependant arrivent mille méprises : car les Accoucheurs n'ayant jamais fait les études necessaires par rapport aux maladies des femmes grosses, ne s'étant d'ailleurs destinez qu'à des fonctions manüelles, ils ne doivent gueres être en matiere de grossesse plus éclairez que des Sages-femmes, qui comme eux ne se sont instruites que du manüel des accouchemens. Ajoutez que les maladies des femmes grosses demandent plus d'habileté que toutes les autres. Puis donc qu'un Accoucheur se reconnoit incapable de traiter les maladies ordinaires, on peut conclurre qu'il expose étrangement une femme grosse, quand il entreprend de la conseiller : c'est cependant ce que les Accoucheurs font tous les jours ; & c'est delà que viennent tant d'accouchemens laborieux.

Pour se convaincre qu'en ceci rien n'est exaggeré, il ne faut que s'appliquer un moment à tout ce qui se passe dans une femme à l'occafion d'une groffeffe , les amas qui s'y font , le fuperflu qui s'y amaffe, les retours de ce fuperflu dans les vaiffeaux , les impreffions qu'il va faire fur les vifceres , les vices qu'il va porter dans le fang , dans le fuc nerveux, & dans toutes les liqueurs qui fervent à la vie : joignez à tout ceci les defordres qui arrivent dans les digeftions , les mauvaifes diftributions qui en fuivent , & les cruditez qui s'accumulent. Tant d'occafions prochaines de maladie demandent une autre habileté que celle de la main. Il faut un fond d'ufage mais d'ufage éclairé , qui fçache menager ce fuperflu, qui en prévoye les inconveniens , qui en prévienne les amas & les cruditez. Or tant d'avantages dépendent d'un regime bien entendu , & d'évacuations fagement placées ; deux chofes qui font abfolument au deffus de la portée d'un Operateur, c'eft-à-dire, d'un homme exercé aux operations de la main.

Une Sage-femme n'en fçait pas certainement plus qu'un Accoucheur en pareil cas, on en convient : mais elle fent fon foible : & fon peu de capacité la rend sage & circonspecte ; ou sa modestie lui fait prendre conseil de ceux que la Providence à établis ses Juges & ses Maîtres : au lieu qu'un Accoucheur n'en reconnoit point d'autres que lui-même , qu'il constitue par son autorité privée Dictateur & inspecteur en chef des maladies des femmes ; comme si pour avoir reçû des enfans toute sa vie , il étoit devenu souverain en Medecine ; & comme si c'étoit la même chose d'accoucher une femme , & de prévenir ou guerir ses maladies. Cependant qu'on lui demande les titres qui lui donneroient droit de faire une Medecine qui est la plus difficile : il n'en aura point d'autres que sa présomption & sa temerité. Car enfin jamais la Chirurgie ne donna droit ni habilité pour faire la Medecine ; & un excellent Chirurgien peut être un très mauvais Medecin. Fasse donc le Ciel, que cette entreprise audacieuse, & dangereuse à la Religion, & à l'Etat attire un aussi sage reglement, que celui, qui par les soins du plus grand * des Medecins, a

* Mr. Fagon premier Medecin.

délivré Paris de tant d'autres Avan-
turiers en Médecine.

Mais on ajoute, que les femmes
ont naturellement l'esprit ou trop
borné ou trop foible, & que ce
font des ignorantes, très peu propres
à tout ce qu'il faut sçavoir pour bien
pratiquer les accouchemens.

Ce n'est point ici le lieu de faire
l'apologie de l'esprit des femmes,
& d'examiner si elles seroient propres & habiles aux Sciences : * cependant on ne craint point de dire en
passant, qu'il n'y eut peut-être jamais de soupçon plus mal fondé, ni
d'accusation plus injuste. L'esprit de
la femme est de même nature que
celui de l'homme, créé de la même
main, enté pour ainsi dire ou ren-
fermé dans la même matiere, égal-
lement organizé. C'est dans les deux
sexes une substance également im-

___

* Il faut voir là-dessus, *Nobilissimæ Virginis Anna Maria à Schurman Dissert. de
ingenii muliebris ad doctrinam & meliores
litteras aptitudine.* Voyez aussi, Sommaire
des grands biens que Dieu a donnez aux
femmes plus qu'aux hommes. Par Mr. Bonet Doct. és Droits.

mortelle, destinée à connoitre, à aimer, à voir enfin le même Dieu, faite pour les mêmes fonctions : d'ailleurs le corps de la femme fit d'abord partie de celui de l'homme, dont le Créateur détacha une portion, pour créer celui de sa compagne. D'où viendroit donc cette inégalité d'esprit dans les deux sexes ? seroit - ce de l'inégalité des organes ? ils sont même plus delicats dans les femmes que dans les hommes. Seroit - ce par le manque de disposition ? on les a vûës capables de tout bien dans l'occasion, de reflexion, de prudence, de force, de resolution &c. On a vû des Sçavantes, des Heroïnes, * des Politiques. Seroit - ce donc pour rendre la femme plus soumise, que Dieu l'auroit faite ignorante ? mais la necessité à la femme de se soumettre, a une autre cause dans l'Ecriture. Ne seroit - ce pas d'ailleurs avilir l'homme, que de ne le faire dominer que sur des ignorantes & de petits esprits ? Il est donc plus naturel

* *Vid. Dialog. Heroïnarum Aut. Petro Nannio.*

de penfer que les femmes ne font
ignorantes que par ce qu'on les
rend telles : elles deviendroient habiles, [a] fçavantes, éclairées, fi on
cultivoit leurs efprits ; puifqu'on
a un million d'exemples [b] de tout
ce qu'elles peuvent , & c'eft pref-
qu'autant que les hommes en fait
de Sciences, fi on les y appliquoit.

Du moins trouvera-t'on en elles
plus d'efprit qu'il n'en faut , pour
être d'habiles & de fçavantes Ac-
coucheufes : il ne faut qu'examiner
en quoi confifte cette Science.

Il y faut de la probité : perfonne
n'en témoigna tant que les Sages-
femmes d'Egypte. C'eft aux Accoucheurs à produire des titres de
probité auffi anciens & auffi authentiques. Y faut-il de l'honneur ? les
femmes en font plus jaloufes que
les hommes : de la religion ? elles en
ont jufqu'au fcrupule. Des maris
peuvent-ils donc confier leurs femmes & leurs enfans à des mains plus
fûres ? S'il faut gagner la confiance
d'une

a Mr. Bonet ibid. b *Vid. Lotichium de
Nobilit. & perfection. fexûs feminei, fparf.*

d'une pauvre fouffrante, qui le fera
mieux qu'une perfonne de même
fexe, qui aura éprouvé les mêmes
embarras, qu'une femme enfin naturellement compatiffante, plus con-
folante, & plus adroite auprès des
malades que quelqu'homme que ce
foit ? * Refte la Science dont certainement une Sage-femme a befoin:
auffi en eft - elle tres - capable : en
voici la preuve.

Elle doit connoitre le fujet fur
lequel elle a à travailler : fçavoir la
ftructure, la fituation ; les differences, & la nature des parties : & pour
tout cela il ne lui faut qu'une très-
legere & très-fuperficielle connoiffance en Anatomie, qui ne demande que des yeux, de la memoire,
& un peu d'application. Joignez à
ceci l'apprentiffage, pour ainfi dire,
qu'elle ira faire dans les Hôpitaux,
fous les yeux d'habiles femmes con-
fommées dans leur profeffion, telles qu'ont été tant de celebres Sages-femmes des fiécles paffez, &
telles que font encore celles qui tra-
vaillent tous les jours fi heureufe-

* *Ubi non eft mulier, ibi ingemifcit æger.*

D

ment dans l'Hôtel-Dieu de Paris.
En voilà certainement autant qu'il
en faut pour former de très-habiles
Sages-femmes , & plus sans doute
que n'en font les prétendus Accoucheurs pour se rendre habiles dans
cet Art. Car enfin quels essais a fait
un Accoucheur avant que de se
donner pour tel dans le public ?
quelles autres femmes a-t'il accouchées ou vû accoucher , avant celles
qui les premieres se livrent à lui ? ce
sont donc autant de coup d'essay
qu'un Accoucheur va faire quand
il entre dans le monde. Mais où est
alors la sureté d'une pauvre femme
qui va devenir la matiere de son
chef-d'œuvre ? Ce sera si l'on veut
un homme versé en Anatomie &
consommé en Chirurgie ; mais il est
novice Accoucheur & sans experience, qu'un accident imprevû , ou
l'impatience d'une femme va dé-
concerter. Le public trouvera donc
dans une jeune Sage-femme le plus
grand des avantages de cette profession ; avantage dont un nouvel
Accoucheur sera privé ; c'est l'experience qu'elle a par devers elle ; &

qu'un Accoucheur ne fçauroit fe
donner qu'au dépens du public ;
parce qu'il n'y a aucune école pour
dreffer des Accoucheurs, & qu'il y
en a pour former des Sages - femmes. Il paroit donc prouvé qu'une
femme a plus d'efprit , de force, &
de fcience , qu'il n'en faut pour pratiquer avec fuccés les accouchemens.

CHAPITRE VIII.

*Où l'on répond au refte des Objections
qu'on fait contre les Sages-femmes.*

Premiere Objection.

ON demande s'il n'eft pas vray-
femblable, qu'un Accoucheur
déja exercé dans l'art d'accoucher ,
mettra moîns les femmes en danger ;
& qu'il fera plus habile qu'une Sage-
femme ?

Rép. 1°. Qu'un femblable Accoucheur ne mette pas les femmes en
danger, on le veut croire : mais fans
compter les fautes que fes com-
mencemens lui auront couté , & les

dangers qu'auront essuyez celles qu'il aura accouchées d'abord ; son exemple sera une occasion d'un million d'autres fautes pour un jeune Accoucheur, qui aura à se perfectionner au dépens du public. 2°. On accordera encore si l'on veut, qu'il sera plus habile qu'une femme; mais ce ne sera pas de cette habileté necessaire pour les accouchemens: car une Sage-femme peut en sçavoir là-dessus autant qu'un homme. 3°. Enfin s'il a plus de cette science inutile, il a de trop encore sa qualité d'homme, qui est un empêchement *dirimant* pour se faire Accoucheur hors les cas de necessité. La Loi commune & l'ordre établi dans tous les tems, c'est qu'une femme en accouche une autre : ce seroit donc aller contre l'ordre & enfreindre la Loi en faveur d'un homme, qui n'a rien de plus qu'une Sage-femme, pour bien pratiquer les accouchemens dans les cas ordinaires.

Seconde Objection.

Mais d'où viennent donc tant de malheurs entre les mains des Sages-femmes ? pourquoi tant d'ignorance & d'imperitie ? ne font-ce point de fuffifans motifs, pour donner droit aux hommes d'entreprendre les accouchemens préferablement aux Sages-femmes ?

Rép. Mais 1°. fi l'on ramaffoit avec autant de foin & auffi peu de charité les fautes des Accoucheurs ; fi ceux qui font capables d'en juger & qui font témoins vouloient ouvrir la bouche ; peut-être ne trouveroit-on d'autres differences entre les fautes des uns & des autres, fi non qu'on a foin d'expofer au grand jour les fautes des unes, tandis qu'on fe tait fur celles des autres. 2°. Mais accordons cette ignorance fi exaggerée : à qui plus raifonnablement s'en prendre, ou aux femmes ou à ceux qui les interrogent, qui les examinent, & qui les reçoivent ? Ce font Meffieurs les Chirurgiens eux-mêmes qui jugent de l'habileté des Sages-femmes : s'ils les trouvent mal inftruites, pourquoi les donner au public pour habiles ?

Mais voyons fi la conféquence qu'on tire de l'ignorance des Sages-femmes est bien tirée. Les Sages-femmes sont ignorantes ; donc il faut leur substituer des hommes pour faire leur profession : la con-clusion naturelle seroit celle-ci ; donc il faut les instruire & les ren-dre plus capables.

C'est ainsi que raisonnent les meilleurs Auteurs, qui ayant en ef-fet remarqué qu'il y avoit trop d'ignorantes Accoucheuses, n'ont point conclû à mettre des Accou-cheurs à leur place, cette idée les auroit sans doute choquez : ils ont donc tous conclû, qu'il falloit les mieux instruire. C'est le raisonne-ment d'un celebre Medecin [a] d'A-lemagne, qui ne s'est point avisé d'obliger les femmes à se servir de Chirurgiens dans leurs couches ; mais qui conseille de faire mieux instruire les Sages-femmes. De mê-me un celebre Praticien [b] & Profes-seur en Medecine à Turin, (quoi-que le Piemont [c] & l'Italie soient les lieux ou se trouvoient alors moins d'habiles Sages-femmes,)

[a] *Bohn. de offic. Medic. p.* 570. *&c.* [b] *Au-gen. consil. p.* 336. *&c.* [c] *Id. Ibid. p.* 337.

n'a point décidé en faveur des hommes ; mais il conclut à établir des Accoucheuses mieux instruites. Il faut donc obliger les Accoucheuses à se faire instruire , & à étudier leur profession ; & dans cette vûë à assister aux dissections anatomiques qu'on leur fera, comme il leur est enjoint dans les Facultez d'Espagne. *
Ce moyen suffira pour remedier aux inconveniens de l'ignorance des Sages-femmes, sans établir un corps de nouveaux Ouvriers , dont le monde peut aisément se passer. Si d'ailleurs il falloit ôter de place tous ceux qui s'aquitent mal de leur devoir, il faudroit presque déserter les professions , & changer toute la face du monde : il suffit de reformer les abus , sans détruire ou ruiner ceux qui les commettent.

Troisiéme Objection.

On ajoute , qu'on est fait aux Accoucheurs, & que le monde n'y trouve point à redire.

Rép. Mais 1°. La pieté s'en offense : la coutume d'ailleurs n'excuse ja-

* *Ibid.*

mais un mal , qui en eſt d'autant plus
grand quand il vient d'habitude. Il
ne faut donc qu'examiner , comme
on vient de faire dans cet ouvrage ,
ſi c'eſt mal fait à une femme Chrétienne de ſe faire accoucher par un
homme , auquel cas la coutume ne
fera que groſſir la faute.

2°. Le Monde , ajoute-t'on , n'y
trouve point à redire. Mais à quoi ne
s'accoutume pas le monde , & à
quoi ne nous accoutumeroit-il pas,
ſi on le prenoit pour guide en fait de
Religion? la paſſion même lui paroit
ſouvent aimable , & il autoriſe ordinairement d'indignes uſages : * *Ter-
rena civitas licitam turpitudinem fecit.*
Il ſera encore un plus mauvais juge
quand les choſes l'intereſſeront autant que celle-ci : car qui ne craint
de contrarier une femme groſſe , qui
a déja aſſez à ſouffrir de ſon état ; &
à quoi ne ſe reſout-on pas en ſa faveur à la veille de ſes couches , &
lorſqu'elle va donner un heritier?

3°. Enfin le Monde n'a jamais été
averti de ce deſordre , il a vécu ſur
la bonne foi des Accoucheurs , qui

* *Auguſt. de civit. l. 14. c. 18.*

ont eu foin de lever fes fcrupules.
Mais il n'en eft plus de même aujourd'hui qu'on lui fait appercevoir
les dangers de cette pratique , &
combien elle eft contraire à la pudeur & à la bienfeance. Ce Monde ne
merite donc plus d'excufe à prefent
qu'il doit comprendre, qu'une femme ne rifque point plus entre les
mains d'une Sage-femme , qu'entre
celles des Accoucheurs.

4e. *Objection.*

Perfonne n'ignore combien de
chofes ont peut fe permettre pour
la fanté , & les égards qu'on lui doit
excufent bien des inconveniens.

Rép. Mais n'eft-ce point mettre la
fanté à trop haut prix , que de lui
tant accorder ? n'eft-ce point en faire l'unique neceffaire ? l'Apôtre appelle l'avarice une idolatrie ; il en
eft donc de plus d'une forte ; &
n'en feroit-ce point une que de fe dé-
voüer fi fort au foin de fon corps,
& d'en menager fi avarement les
interêts ? peut-être qu'une attention
mediocre pour la fanté auroit quelque chofe de plus fûr pour la vertu :

car si un homme moins riche a moins
à craindre qu'un opulent, & si la pieté risque moins dans une condition
mediocre que dans une éminente
dignité ; qui doutera qu'une santé
moins affermie, exposera moins la
vertu? Mais ce n'est même rien de ce
soin qu'on veut ici diminuer dans
les femmes ; & on ne prétend en rien
exposer leur santé : on ne veut que
diminuer leurs craintes entre les
mains des Accoucheuses : elles n'en
seront ni moins habilement ni moins
sûrement secouruës.

5e. Objection.

On demande encore en quoi la
pudeur est si étrangement blessée,
quand une femme accouche entre
les mains d'un homme ? cette vertu
a-t'elle donc plus à souffrir alors, que
quand une femme, une fille, une
Religieuse, se livrent à un Chirurgien pour souffrir des operations
dans des parties secrettes? Enfin on
demande, s'il est plus honteux à une
femme de se laisser accoucher par
un homme, qu'à une fille, peut-être
à une Religieuse, de se soumettre à

l'application de certains remedes [a]
capables de falir ou d'exciter l'imagination , & d'attirer de honteuses
suites ? On ordonne cependant tous
les jours ces remedes, & il se trouve des personnes pieuses qui s'y sou-
mettent , souvent même dans des
maux qui sont plus incommodes que
dangereux , ou qui ne menacent que
pour l'avenir.

Rép. Ces raisons pourroient sur-
prendre; mais en voici le foible. Ces
operations que souffrent ces personnes par la main des Chirurgiens sont
pour guerir des maux incurables
sans ces secours, que d'autres que
des Chirurgiens ne peuvent admi-
nistrer, tandis que les accouchemens
qu'on entreprend interdire aux Accoucheurs sont sans danger & prati-
quables par d'autres , c'est-à-dire
par les Sages-femmes. La necessité
donc excuse ces operations comme
elle excuse un Accoucheur quand lui
seul peut sauver la vie à une femme :
& c'est dequoi l'on convient suivant
cette [b] maxime de St. Thomas, qu'il
y a certaines actions , qui tout bien

<hr>

a *Enemata uterina, nascalia.* b V. Loyens
Tr. des Disp.　　　　　　　D vj

consideré renferment une difformi-
té & un desordre, & que neanmoins
certaines conjonctures peuvent rendre bonnes & licites. Mais ce raison-
nement en fait naitre naturellement
un autre, qui doit servir de preuve
à tout ce qu'on vient d'établir contre les Accoucheurs.

Ne se rencontre-t'il pas des femmes ou des filles, qui préferent la
mort à la honte de ces operations ?
nous en avons apporté un exemple
dans la personne d'une grande Prin-
cesse ; & quand le Monde seroit dé-
pourvu de ces Martyres de la pudeur, les Cloitres reguliers fourni-
roient bon nombre de ces sortes de
victimes : cependant s'avisa-t'on jamais de faire un crime à ces personnes de leur courage ? ne loüe-t'on
pas au contraire leur amour pour la
pudeur ? Or si c'est une marque de
pudeur de se priver de ces secours,
ne seroit-ce pas une sorte de faute
contre cette vertu que de se les accorder ? ne seroit-ce point du moins
une sorte de soüillûre dans une
Chrétienne, puisqu'un Payen à re-
connu qu'il est des occasions, où

fans fe rendre criminel, on s'expofe
à toute l'infamie du crime ? [a] *Qui vi-*
taverunt culpam, non vitaverunt infa-
miam.

Tout ceci doit du moins faire entendre, qu'il n'y a que la feule menace de la mort qui excufe les femmes, qui contre leur inclination &
une feule fois dans la vie fe laiffent
voir par un Chirurgien. Que penfer
donc de celles qui de propos délibe-
ré fe font une habitude de fe laiffer
voir & toucher par un Accoucheur
fans aucune neceffité !

Quand aux Ordonnances qui fe
font de certains remedes dangereux à la pudeur, on n'entreprend
pas de les juftifier : car on ne voit pas
trop les raifons qu'on peut avoir de
mettre des confciences à de telles
épreuves. Ce qui paroit certain, c'eft
que les Peres [b] qui craignoient fi
fort tous les fecours de la Medecine,

[a] *Senec. de confol. ad Helviam p. m.* 122.
il parle en cet endroit de la retenue d'une
Dame. b V. S. Ambroif. fur le Pf. 118. ferm.
22. tom. 1. p. 1253. *S. Bafil. Regul. interrog.*
55. 140. *S. Bernard. epift.* 345. 440. *&c.*
Ste. Therefe chem. de la perfect. ch. 10.

de peur qu'ils n'accoutumaſſent des
Chretiens, qui ne devoient s'occuper
que d'idées de penitence & de mort,
à une vie molle & relâchée ; les Peres, dis-je, auroient en horreur des
remedes qui vont à mettre la pureté
en danger. A Dieu ne plaiſe donc,
que l'on prétende autoriſer de telles
pratiques: la ſanté de qui que ce ſoit,
ſur tout d'une Chrétienne ne doit
pas être rachetée à des conditions ſi
humiliantes à la nature, & ſi peril-
leuſes à la vertu ; la mort en ce cas
devient préferable.

Il eſt inutile de dire, que ces applications ſe font en ſecret, ſans le
ſecours de mains étrangeres, & ſur
des perſonnes ſimples & innocentes.
Car 1°. une faute dérobée aux yeux
des hommes n'en eſt pas moins énor-
me devant Dieu : pêut-être même
ſeroit-ce s'expoſer à une double faute, en joignant la diſſimulation au
crime. 2°. L'outrage qui ſe fait à la
pudeur eſt le même, de quelque
main qu'il parte. Hé qu'importe
qu'on s'ôte la vie à ſoi même, ou
qu'un autre la raviſſe? la mort en eſt-
elle moins réelle ? 3°. L'ignorance

& le défaut d'intention n'excuſe pas
toujours : ils ne peuvent au plus
qu'affoiblir nne faute commiſe par
une action criminelle par elle même,
quand on ne la connoît pas pour telle. 4°. Enfin quelle ſimplicité peut
tenir contre une occaſion toûjours
prochaine de tomber dans une faute groſſiere ? Mais cette matiere ne
ſouffre pas qu'on la creuſe davanta-
ge : c'en eſt aſſez pour faire connoitre que c'eſt mal juſtifier les fonctions des Accoucheurs, que de les
comparer à l'action de certains remedes défendus , ou ſuſpects d'ob-
ſcenité : car on convient des inconveniens qu'ils trainent apres eux, on
les condamne comme dignes d'être
à jamais proſcrits d'une profeſſion
auſſi chaſte & auſſi ſage que la Medecine.

6ᵉ. *Objection.*

Mais ſi c'eſt, ajoute-t'on, de la neceſſité qu'il faut à la profeſſion d'Accoucheur pour la rendre licite & autoriſée ; il y a dequoi la rendre très
recommandable. Pour cela il ne faut
que faire attention au progrés que

l'art d'accoucher a fait entre les mains des hommes, les succés qu'il a dans le public, les observations dont il est enrichi, les livres & les traitez que les Accoucheurs ont mis au jour. Des femmes ignorantes & non lettrées étoient-elles capables de ces productions ? auroient-elles pû valoir tant de credit & de lumiere à la profession ? tant d'utilité enfin à l'état & à tout le monde ? Voila certes des titres de necessité, de préference même, s'il en fut jamais.

Rép. 1°. Est-ce donc que les femmes accouchent sans douleur depuis qu'elles se font données des hommes pour les assister ? ce progrés seroit digne de leur habileté, & rien ne les rendroit plus necessaires ; mais ce progrés est encore à venir, & ce qu'ils ont découvert de nouveau est peu de chose au dessus du rien. Les travaux des couchés font encore sujets aux mêmes inconveniens, l'enfant se presente aussi souvent mal, & les manieres de le redresser font les mêmes que dans les temps passez. Tout cela étoit écrit, les Accoucheurs l'ont appris, & au lieu d'en

inſtruire les femmes, ils s'en ſont inſ-
truits eux mêmes, & ſe ſont mis en
leur droit & place : c'eſt à la verité
une ſorte d'infidelité qu'ils ont commiſe ; mais ils ont crû que le public
y gagneroit, en lui donnant des Maitres Accoucheurs au lieu d'Ecolie-
res.

2°. Les ſuccés qu'on vante tant ne
ſont ni plus nombreux, ni plus mer-
veilleux entre leurs mains qu'entre
celles des femmes: car enfin meurt-il
moins d'accouchées que par le paſſé
dans le Monde ? ſi on le prétend,
pourquoi en meurt-il auſſi peu dans
les Hôpitaux où il n'y a point d'Accoucheurs, que dans le Monde qui
commence à s'en peupler ?

3°. Les obſervations dont ils ſe
parent regardent ou le manüel des
accouchements, ou la Medecine,
c'eſt-à-dire les remedes qu'il convient d'y employer.

Le manüel eſt ou pour des cas ordinaires, & pour lors les femmes
pourront auſſi quand elles voudront
écrire des obſervations : ou il eſt
pour des cas extraordinaires, dans
leſquels il s'agit ſur tout d'operation;

& alors ce seront les mêmes cas dont on prétend reserver la possession aux Accoucheurs. Que si ces observations regardent la Medecine, ce sera une restitution qu'ils auront à faire à Messieurs les Medecins, de qui ils les auront empruntées. Car, pour le dire en passant, ce que ces Messieurs ont mis en François, se lit dans ces gros & nombreux recueils de préceptes & d'observations, que les Medecins ont ramassez sur les maladies des femmes. Restituant donc à chacun ce qui lui appartient, aux Sages-femmes le courant des accouchemens ordinaires, aux Medecins l'honneur de l'invention & de l'observation en tout ce qui regarde les maladies des femmes, il restera au profit des Accoucheurs la gloire d'avoir traduit & emprunté des livres de Medecine d'excellentes observations. Il sera donc plus sûr pour les femmes, de tirer les conseils de Medecine de ceux la même qui instruisent les Accoucheurs ; par ce qu'il pourroit arriver qu'ils ne seroient que de mauvais copistes d'excellens originaux, comme il arrive que des

ruisseaux bourbeux partent de sour-
ces tres pures. Il reste donc prouvé,
que la profession d'Accoucheur est
aussi peu necessaire que messéante
dans les cas d'accouchemens ordinaires, & qu'on peut alors s'en passer sans que le public en souffre.

7e. *Objection.*

Les Accoucheurs essayeront sans
doute d'interesser la Chirurgie dans
leur cause. Ils publieront qu'on mé-
nage peu dans cet ouvrage l'honneur
de cette profession, & qu'on manque à la justice qu'on doit à la science & à l'habileté de ceux qui l'exercent avec tant de distinction ; que
la Chirurgie a ses principes & ses
lumieres qui éclairent & qui instruisent ceux qui s'y sont rendu habiles ; & qu'un Chirurgien n'ignore
pas assez le corps humain, pour lui
disputer absolument la connoissance
de ce qui peut lui convenir.

Réponse.

Mais sont-ce des Chirurgiens qu'on
attaque ici? ce sont des Accoucheurs,
c'est-à-dire un genre nouveau d'O-

perateurs inconnu à nos Peres , une forte d'amphybie malaifée à définir , une profeffion douteufe. Car un Accoucheur ne fe donne plus pour Chirurgien , il eft au deffus , il lui ordonne ; deforte que s'il faut faigner, operer, penfer ; un autre Chirurgien que l'Accoucheur executera , tandis que lui raifonnera , confeillera , ordonnera. Que la fievre & femblables maux furviennent à une accouchée, lui feul encore donnera fes avis, fera des ordonnances, & mettra en befogne la Chirurgie , la Chymie, & la Pharmacie. On doute que Meffieurs les Chirurgiens fe reconnoiffent dans cette conduite , ou qu'ils l'approuvent : car outre qu'il ne convient pas à leur habileté de fe donner de tels maîtres, lefquels fouvent en fçavent moins qu'eux ; ils conviendront que leurs exercices n'allérent jamais à former des éleves pour traiter des fievres & des maladies d'accouchées. On ne prétend donc ici rien rabbattre de l'habileté, de la fcience, & de l'addreffe merveilleufe de Meffieurs les Chirurgiens fur tout de Paris : & plût à

Dieu que tous les arts qu'on culti-
ve sous le Ciel eussent atteint le même point de perfection : Mais plus
un Chirurgien sera habile , plus il
sentira que sa profession pourra l'occuper honorablement & tout en-
tier , & qu'il aura à peine de quoi
suffire à tout ce qu'il lui faut d'esprit, d'étude & de meditation, pour
satisfaire à un emploi qui demande
tant d'application , de prudence, &
de connoissance. Ce seroit donc
pour lui moins faire des progrez
vers les sciences que des larcins à
sa profession , s'il se déroboit d'elle,
pour s'occuper de soins superflus, ou
s'il prétendoit à des connoissances
étrangeres. Mais ce sera entierement
sortir de cette profession, s'il fait l'op-
posé de ce qu'on y apprend , s'il
pratique toute autre chose que ce
qu'on y étudie , en un mot s'il se
pare du nom d'un art qu'il a dû
uniquement étudier , pour en exercer un autre qu'il n'étudia jamais.
Car enfin à quelle école ou sous
quels maîtres apprit-il jamais à traiter les maladies des femmes grosses
ou accouchées? Osera-t'il prétendre

à cette science en qualité de Chirurgien, tandis que ses confreres, plus habiles même que lui en chirurgie, ne s'en occupent pas. Mal à propos donc les Accoucheurs prétendront mêler leurs intêrets avec ceux de la Chirurgie : ils ne meritent plus sa protection, puisqu'ils en ont secoüé le joug, & qu'ils se veulent élever au dessus d'elle. Rien au contraire ne relevera tant la gloire & le merite de la Chirurgie, que de faire appercevoir que ses éleves cessent d'être habiles, dès qu'ils s'éloignent de ses vûës & qu'ils sortent de ses regles.

Fin du premier Traité.

www.ingramcontent.com/pod-product-compliance
Lightning Source LLC
LaVergne TN
LVHW021735170726
843503LV00004B/1576